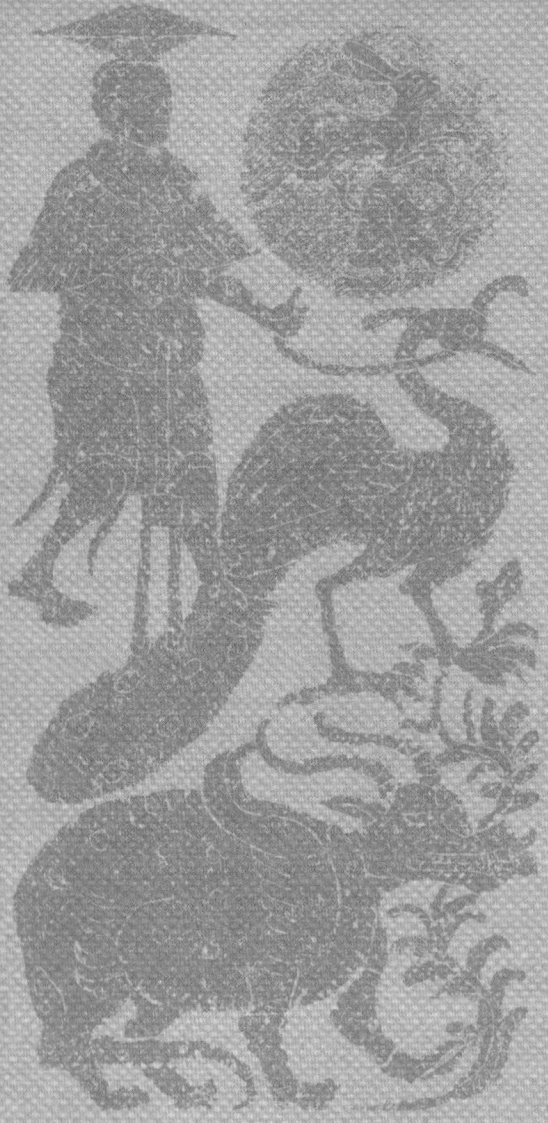

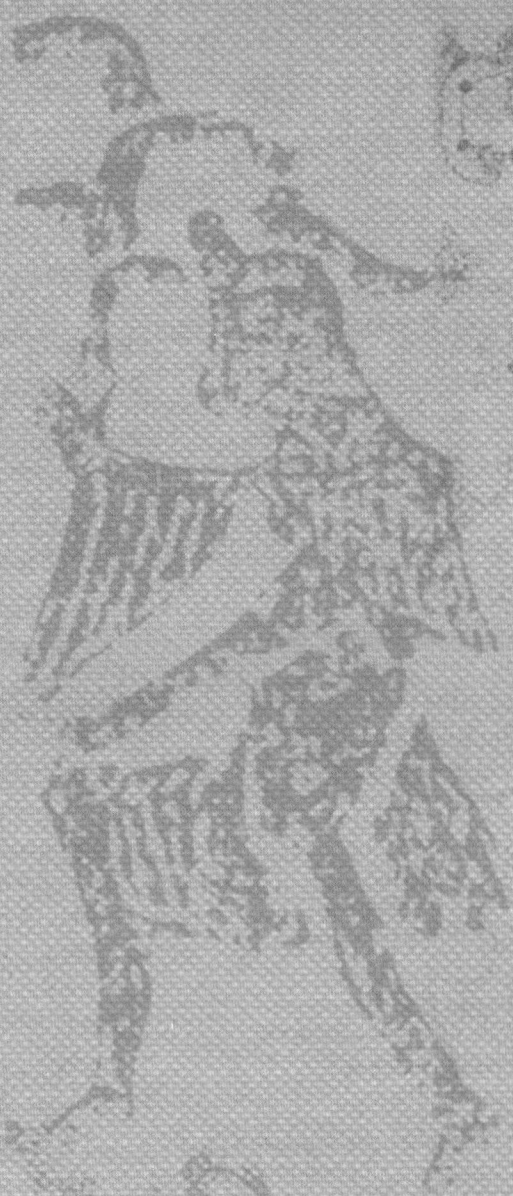

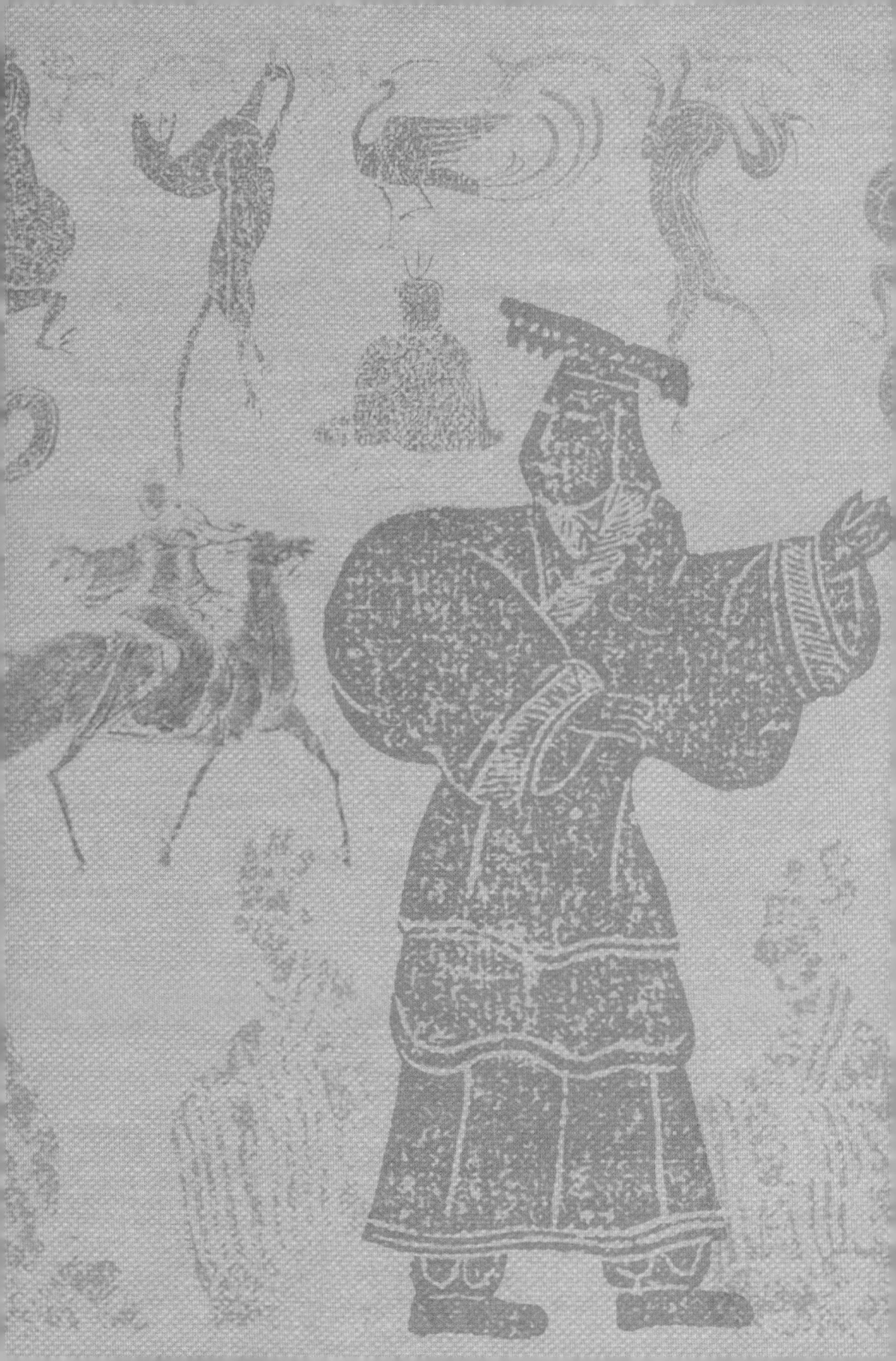

中国古医籍整理丛书（续编）

子午流注针经

金　阎明广　编次

樊旭　李姣莹　于本性　刘可扬　苏妆　金禹含　校注

全国百佳图书出版单位

中国中医药出版社

·北　京·

图书在版编目（CIP）数据

子午流注针经/（金）阎明广编次；樊旭等校注.
北京：中国中医药出版社，2025.7. -- （中国古医籍整
理丛书）.

ISBN 978 - 7 - 5132 - 9517 - 8

Ⅰ. R245.31；R224.3

中国国家版本馆 CIP 数据核字第 2025ZY4478 号

中国中医药出版社出版

北京经济技术开发区科创十三街 31 号院二区 8 号楼
邮政编码 100176
传真 010 - 64405721
北京盛通印刷股份有限公司印刷
各地新华书店经销

开本 710 × 1000 1/16 印张 6.25 字数 72 千字
2025 年 7 月第 1 版 2025 年 7 月第 1 次印刷
书号 ISBN 978 - 7 - 5132 - 9517 - 8

定价 38.00 元
网址 www.cptcm.com

服 务 热 线 010 - 64405510
购 书 热 线 010 - 89535836
维 权 打 假 010 - 64405753

微信服务号 zgzyycbs
微商城网址 https://kdt.im/LIdUGr
官 方 微 博 http://e.weibo.com/cptcm
天猫旗舰店网址 https://zgzyycbs.tmall.com

中医药古籍文献传承工作项目管理办公室

前　言

　　中医药古籍是中华优秀传统文化的重要载体，也是中医药学传承数千年的知识宝库，凝聚着中华民族特有的精神价值、思维方法、生命理论和医疗经验，也是现代中医药科技创新和学术进步的源头和根基。保护好、研究好和利用好中医药古籍，是弘扬中华优秀传统文化、传承中医药学术、促进中医药振兴发展的必由之路，事关中医药事业发展全局。

　　中共中央、国务院高度重视中医药古籍保护与利用，有计划、有组织地开展了中医药古籍整理研究和出版工作。特别是党的十八大以来，一系列中医药古籍保护、整理、研究、利用的新政策相继出台，为守正强基础，为创新筑平台，中医药古籍事业迈向新征程。《中共中央 国务院关于促进中医药传承创新发展的意见》《关于推进新时代古籍工作的意见》《"十四五"中医药发展规划》《中医药振兴发展重大工程实施方案》等重要文件均将中医药古籍的保护与利用列为工作任务，提出要加强古典医籍精华的梳理和挖掘，推进中医药古籍抢救保护、整理研究与出版利用。国家中医药管理局专门成立了"中医药古籍工作领导小组",以加强对中医药古籍保护、整理研究、编辑出版以及古籍数字化、普及推广、人才培养等工作的统筹,持续推进中医药古籍重大项目的规划与组织。

2010年,财政部、国家中医药管理局设立公共卫生资金专项"中医药古籍保护与利用能力建设项目"。2018年,项目成果结集为《中国古医籍整理丛书》正式出版,包含417种中医药古籍,内容涵盖了医经、基础理论、诊法、伤寒金匮、温病、本草、方书、内科、外科、女科、儿科、伤科、眼科、咽喉口齿、针灸推拿、养生、医案医话医论、医史、临证综合等门类,时间跨越唐、宋、金元、明以迄清末,绝大多数是第一次校注出版,一批孤本、稿本、抄本更是首次整理面世。第九届、第十届全国人大常委会副委员长许嘉璐先生听闻本丛书出版,欣然为之作序,对本项工作给予高度评价。

2020年12月起,国家中医药管理局立项实施"中医药古籍文献传承专项"。该项目承前启后,主要开展重要古医籍整理出版、中医临床优势病种专题文献挖掘整理、中医药古籍保护修复与人才培训、中医药古籍标准化体系建设等4项工作。设立"中医药古籍文献传承工作项目管理办公室",负责具体管理和组织实施、制定技术规范、举办业务培训、提供学术指导等,全国43家单位近千人参与项目。本专项沿用"中医药古籍保护与利用能力建设项目"形成的管理模式与技术规范,对现存中医药古籍书目进行梳理研究,结合中医古籍发展源流与学术流变,特别是学术价值和版本价值的考察,最终选定40种具有重要学术价值和版本价值的中医药古籍进行整理出版,内容涉及伤寒、金匮、温病、诊法、本草、方书、内科、外科、儿科、针灸推拿、医案医话、临证综合等门类。为体现国家中医药古籍保护与利用工作的延续性，命名为《中国古医籍整理丛书（续编）》。

当前，正值中医药事业发展天时地利人和的大好时机，中医药古籍工作面临新形势，迎来新机遇。中医药古籍工作应紧紧围绕新时代中医药事业振兴发展的迫切需求，持续做好保护、整理、研究与利用，努力把古籍所蕴含的中华优秀传统文化的精神标识和具有当代价值、世界意义的文化精髓挖掘出来、提炼出来、展示出来，把中医药这一中华民族的伟大创造保护好、发掘好、利用好，为建设文化强国和健康中国、助力中国式现代化、建设中华民族现代文明、实现中华民族伟大复兴贡献更大力量。

中医药古籍文献传承工作项目管理办公室

2024 年 3 月 6 日

许 序

"中医"之名立，迄今不逾百年，所以冠以"中"字者，以别于"洋"与"西"也。慎思之，明辨之，斯名之出，无奈耳，或亦时人不甘泯没而特标其犹在之举也。

前此，祖传医术（今世方称为"学"）绵延数千载，救民无数；华夏屡遭时疫，皆仰之以度困厄。中华民族之未如印第安遭染殖民者所携疾病而族灭者，中医之功也。

医兴则国兴，国强则医强。百年运衰，岂但国土肢解，五千年文明亦不得全，非遭泯灭，即蒙冤扭曲。西方医学以其捷便速效，始则为传教之利器，继则以"科学"之冕畅行于中华。中医虽为内外所夹击，斥之为蒙昧，为伪医，然四亿同胞衣食不保，得获西医之益者甚寡，中医犹为人民之所赖。虽然，中国医学日益陵替，乃不可免，势使之然也。呜呼！覆巢之下安有完卵？

嗣后，国家新生，中医旋即得以重振，与西医并举，探寻结合之路。今也，中华诸多文化，自民俗、礼仪、工艺、戏曲、历史、文学，以至伦理、信仰，皆渐复起，中国医学之兴乃属必然。

迄今中医犹为国家医疗系统之辅，城市尤甚。何哉？盖一则西医赖声、光、电技术而于20世纪发展极速，中医则难见其进。二则国人惊羡西医之"立竿见影"，遂以为其事事胜于中医。然西医已自觉将入绝境：其若干医法正负效应相若，甚或负远逾于正；研究医理者，渐知人乃一整体，心、身非如中世纪所认定为二对立物，且人体亦非宇宙之中心，仅为其一小单位，与宇宙万象万物息息相关。认识至此，其已向中国医学之理念"靠拢"矣，虽彼未必知中国医学何如也。唯其不知中国医理何如，纯由其实践而有所悟，益以证中国之认识人体不为伪，亦不为玄虚。然国人知此趋向者，几人？

国医欲再现宋明清高峰，成国中主流医学，则一须继承，一须创新。继承则必深研原典，激清汰浊，复吸纳西医及我藏、蒙、维、回、苗、彝诸民族医术之精华；创新之道，在于今之科技，既用其器，亦参照其道，反思己之医理，审问之，笃行之，深化之，普及之，于普及中认知人体及环境古今之异，以建成当代国医理论。欲达于斯境，或需百年欤？予恐西医既已醒悟，若加力吸收中医精粹，促中医西医深度结合，形成21世纪之新医学，届时"制高点"将在何方？国人于此转折之机，能不忧虑而奋力乎？

予所谓深研之原典，非指一二习见之书、千古权威之作；就医界整体言之，所传所承自应为医籍之全部。盖后世名医所著，乃其秉诸前人所述，总结终生行医用药经验所得，自当已成今世、后世之要籍。

盛世修典，信然。盖典籍得修，方可言传言承。虽前此50余载已启医籍整理、出版之役，惜旋即中辍。阅20载再兴整理、出版之潮，世所罕见之要籍千余部陆续问世，洋洋大观。

今复有"中医药古籍保护与利用能力建设"之工程，集九省市专家，历经五载，董理出版自唐迄清医籍，都400余种，凡中医之基础医理、伤寒、温病及各科诊治、医案医话、推拿本草，俱涵盖之。

噫！璐既知此，能不胜其悦乎？汇集刻印医籍，自古有之，然孰与今世之盛且精也！自今而后，中国医家及患者，得览斯典，当于前人益敬而畏之矣。中华民族之屡经灾难而益蓄，乃至未来之永续，端赖之也，自今以往岂可不后出转精乎？典籍既蜂出矣，余则有望于来者。

谨序。

第九届、十届全国人大常委会副委员长

许嘉璐

二〇一四年冬

校注说明

《子午流注针经》是现存最早的有关流注针经医学的专著，成书于金代中期，为阎明广编次，于元至大辛亥（1311）出版。

阎明广的生卒年代和生平事迹无可考据，仅知其为金中期常山（今河北省石家庄市）人氏。阎氏先于金贞元癸酉（1153）年间得南唐（地名，具体位置不详，应为今江南一带）何若愚《指微论》，后其广采集多部经书，为《指微论》作注，辑成《流注经络》《井荥图》《歌诀》，放于《流注指微针赋》后，名之曰《子午流注针经》。本书共分三卷，卷上包含《流注指微针赋》《流注经络井荥图说》《〈平人气象论〉经隧周环图》《经脉气血总说》等，卷中包含《手足三阳三阴经中井荥输经合原说》《三阴三阳流注总说》《针刺定时图》《十二经脉内行注穴图》《三焦心包络二经流注说》《五子元建日时歌》等，卷下包含《井荥歌诀六十首》《五行造化歌》等。

《子午流注针经》流传版本较多，现存最早的版本为元至大辛亥（1311）以"燕山活济堂"名义刊行的元刊本（简称"元刊本"）。现收藏于日本宫内厅的明宣德七年（1432）广勤书堂新刊本，为明代重新刊印的元代刻本（简称"活济堂本"）。活济堂本为海外回归本，收录于《海外中医珍善本古籍丛刊》中，于2016年正式出版。此本内容全面，字迹美观，刊刻精良，是现存版本中保存较完整的一个版本。据版本刊刻时间及版本质量，此次整理将活济堂本作为底本。台北故宫博物院收藏的明成化九年（1473）罗氏书堂刊本（简称"竹坪书堂本"），乃是经修改及补录后罗氏竹坪书堂的再刊本，此本与活济堂本属于同时期刊刻，具有字迹美观清晰、保存完好等特点。

经考证，"广勤活济堂"与"罗氏竹坪书堂"均为同一版本体系，故以竹坪书堂本为主校本，元刊本为参校本。明代大型官修方书《普济方·卷二十四》、清代文渊阁编修的大型丛书《四库全书·卷二八九》同时收录了《子午流注针经》，故将二者作为他校本。

具体校注原则如下：

1. 底本原为繁体竖排，现改为简体横排，采用现代标点。原书表示文字位置的"右""左"均统一改为"上""下"，不出注。

2. 此次整理，以保持底本原貌为原则。底本原有目录，目录与正文不符的，根据正文重新整理，不出注。

3. 底本目录不分级别，此次整理，根据内容重新分级，不出注。

4. 凡正文中缺失标题或标题脱字，按底本目录统一补入，不出校注。

5. 凡底本文字不清，据校本补入的，皆出注。

6. 底本无误，校本有误者，一律不出校记；若显系底本误脱衍倒者，予以勘正，出校记说明；校本异文有参考价值的，出校记说明。

7. 凡底本中的异体字、古字、俗写字，一律径改为规范的简化字，如"藏府"改作"脏腑"、"眥"改作"眦"、"胷"改作"胸"；"麤"改作"粗"、"跗"改作"跗"、"復"改作"复"、"谿"改作"溪"、"俛"改作"俯"、"痺"改作"痹"、"倣"改作"仿"、"迺"改作"乃"、"欬"改作"咳"、"崇"改作"喘"、"臍"改作"脐"等，不出校记。

8. 凡底本中因形近或音近而误的明显错别字，如"曰""日"；"巳""已"；"肓""盲"；"顶""项"；"掖""腋"；"玉""王"；"关""间"；"季""委"；"互""尺"；"木"

"火"等，一律径改，不出校记。

9. 凡底本中形近或音近的同义字，均统一为现代规范字，如"曲肘"改为"屈肘"、"岐骨"改为"歧骨"、"兑骨"改为"锐骨"、"肩髃"改为"肩髆"等，一律径改，不出校记。

10. 凡底本中的疑难字词、冷僻字、异读字均注音并加以注释。如"钩深索隐""铃括"等。

11. 凡底本中的通假字，于首见处出注，并征引书证。

12. 凡底本中的古地名，出校记说明所对应现今所在地。

13. 凡底本中的书籍名称，一律添加书名号，不常见的书籍简称，出校记说明。

14. 文中图片统一重摹，原图中标题居右，重绘后统一居左，不出校记。如图中文字有改动，则出校记。

15. 底本下卷图中腧穴文字顺序为从右至左，改为从左至右。兹作说明，不出校记。

16. 底本中的间隔符"○"，空格另起，统一径改，不出校记。

17. 凡底本中字迹缺损或讹字者，统一做坏字处理，并据校本予以勘正，校本亦有误者，用虚缺号"□"表示。

流注□□□序

窃以①幼习医业，好读②《难》《素》③，辞理精微，妙门隐奥，古今所④难而不易也。是以针刺之理尤为难解，□□博而寡⑤要，劳而少功，穷而通之，积有万端之广。近世⑥指病直刺，不务法者多矣。近有南唐何公，务法⑦上古，撰《指微论》三卷，采经络之原，赜针⑧刺之理，明荣卫之清浊，别孔穴之部分，然未广传于世。又近于贞元癸酉年间收何公所⑨作《指微针赋》一道，叙其首云，皆按《指微论》中之妙⑩理，先贤秘隐之枢机，复增多事，凡一百余门，悉便于讨阅者也，非得《难》《素》不传之妙，孰能至此哉。广不度荒拙，随其意韵，辄伸短说，采摭群经，为之注解。广今复采《难》《素》遗文，贾氏《井荥六十首》，法布经络往还，附针刺孔穴部分，钤括⑪图形，集⑫成一义，目之曰《流注经络》《井荥图》《歌诀》，

---

① 窃以：原脱，据《普济方·卷四百九·针灸门·流注针经序》补。
② 读：原脱，据《普济方·卷四百九·针灸门·流注针经序》补。
③ 素：原脱，据《普济方·卷四百九·针灸门·流注针经序》补。
④ 古今所：原脱，据《普济方·卷四百九·针灸门·流注针经序》补。
⑤ 博而寡：原脱，据《普济方·卷四百九·针灸门·流注针经序》补。
⑥ 近世：原脱，据《普济方·卷四百九·针灸门·流注针经序》补。
⑦ 法：原脱，据《普济方·卷四百九·针灸门·流注针经序》补。
⑧ 针：原脱，据《普济方·卷四百九·针灸门·流注针经序》补。
⑨ 所：原脱，据《普济方·卷四百九·针灸门·流注针经序》补。
⑩ 之妙：原脱，据《普济方·卷四百九·针灸门·流注针经序》补。
⑪ 钤（qián 前）括：搜集整理之义。《魏书·崔鸿传》："痛诸史放绝，乃钤括旧书。"
⑫ 集：原脱，据《普济方·卷四百九·针灸门·流注针经序》补。

续于赋后①，非②显不肖之狂③述，故明何氏之用心，致念于人也。自虑未备其善，更俟明智，仍恳续焉。

常山阎明广序

广勤活济堂鼎新刊

---

① 赋后：原脱，据《普济方·卷四百九·针灸门·流注针经序》补。

② 非：原脱，据《普济方·卷四百九·针灸门·流注针经序》补。

③ 狂：原脱，据《普济方·卷四百九·针灸门·流注针经序》补。

牛　序①

　　夫医者以愈疾为良，其愈疾之理，莫妙乎针。故知针者，有决病之功，立效之能。且夫学针之士，宜审而刺之，莫纵巨胆，妄为施设，非徒无益，而又害之，要在定孔穴以精于心，是以取神功而应于手，信知除疴见于目下，决病在于手中。是以轩岐开端，越人知要，《素问》隐其奥，《难经》彰其妙。况为针者，岂曰小补之哉。径题。人受阴阳以生，是一岁之日有三百六十，肢节亦分三百六十有五穴，象周天之度也。若稽古神圣成天之功，立民之命，爰作针法。针某穴，疗其病，手得之，心应之。非天下之至神，孰能与于此？卢扁尚矣，此法罕传。余先人心友窦先生②，以针法活人甚多，尝著《八穴真经》，演之为论为赋，钩深索隐③，披泄玄蕴，后学之士得此一卷书而熟读之者，思过半矣。余于壬辰冬，被旨来南，遍历闽中诸郡，求其所谓针法者，皆不获。旧箧中得先生之遗书，敬用锓梓，以广其传。先生名杰，字汉卿。古洺④肥乡人，官至太师，以医学传于世云。

　　　　时元贞元年岁次乙未良月　　成和郎⑤福建等处官医提举⑥燕山牛良祐致之序⑦

---

　　①　牛序：此标题原无，系整理者加。此序出自《针灸四书·针经指南》。
　　②　窦先生：指窦默，原名窦杰，字汉卿。
　　③　钩深索隐：钻研学问，探索隐秘。《周易》载："探赜索隐，钩深致远。"
　　④　洺：古地名，今在河北省永年县。
　　⑤　成和郎：元代从六品太医散官。
　　⑥　提举：官职名。
　　⑦　牛良祐致之序：经考证，此序为《针灸四书·针经指南》序，明刊印《新刊子午流注针经》时保留。

目 录

卷之上

流注指微针赋

以针医诀式流注指微为韵

疾居荣卫，

荣者血也，卫者气也，由肠胃受谷化血气所为也。上焦出气，以温分肉而养筋通腠理；中焦出气如露，上注溪谷而渗孙脉。津液和调变化而为血，血和则孙脉先满，乃注络脉皆盈，乃注于经脉。阴阳以张，因息乃行；行有纪纲，周有道理；与天合同不得休止，切而调之。调设失度，致生其疾。疾者，百病之总名也。百病之始，皆因风寒暑湿、饥饱劳逸而得之，或起于阴，或起于阳，所伤各异，虚实不同。或着孙脉，或着络脉，或着经脉，或着于冲任脉①，或着于肠胃之膜原，邪气浸淫，不可胜论。

扶救者针。

救疾之功，调虚实之要。九针最妙，各有所宜。热在头身宜镵针，肉分气满宜圆针，脉气虚渺宜鍉针，泻热出血、发泄固疾宜锋针，破疮肿出脓血宜铍针，调阴阳去暴痹宜圆利针，治经络中病痹宜毫针，痹深居骨解腰节腠理之间宜长针，虚风舍于骨解皮膜之间宜大针。

观虚②实与肥瘦，

经云：虚则补之，实则泻之，不实不虚，以经取之。若虚

---

① 脉：原脱，据竹坪书堂本补。
② 观虚：原脱，据竹坪书堂本补。

实不明，投针有失。圣人所谓实实虚虚。若明此，则无损不足益有余之过。观肥瘦者，用针之法必先观其形之肥瘦，方明针刺之浅深。若以身中分寸肥与瘦同用，是谓深浅不得，反为大贼也。故肥人刺深、瘦人刺浅，以与本脏所属部分齐平为期，所以无过不及之伤也。

辨四时之浅深。

四时者，所以分春秋冬夏之气，所以在时调之也。春气在毫毛，夏气在皮肤，秋气在分肉，冬气在筋骨。经云：春夏刺浅，秋冬刺深，各以其时为则；又肥人宜深刺之，瘦人宜浅刺之。

取穴之法，但分阴阳而溪谷；

阴者，阴气也；阳者，阳气也。谓阳气起于五指之表，阴气起于五指之里也。肉之大会为谷，肉之小会为溪。分肉之间、溪谷之会，以行荣卫，以会大气。溪谷三百六十五穴会，亦应一岁。故取穴之法，分其阴阳表里部分，溪谷远近。同身寸取之，举臂拱手，直立偃侧，皆取穴法也，逐穴各有所宜。

迎随逆顺，须晓气血而升沉。

经云：迎随者，要知荣卫之流行，经脉之往来也，随其经逆顺而取之。《灵枢》曰：泻者迎之，补者随之。若能知迎知随，令气必和。和气之方，必通阴阳升降上下源流。手之三阴从脏走至手，手之三阳从手走至头。足之三阳从头下至足，足之三阴从足上走至腹。络脉传注周流不息，故经脉者，行血气，通阴阳，以荣于身者也。本《论》① 云：夫欲用迎随之法者，要知经络逆顺浅深之分。诸阳之经行于脉外，诸阳之络行于脉

---

① 《论》：指《流注指微论》。

内。诸阴之经行于脉内，诸阴之络行于脉外，仍各有所守之分。故知皮毛者，肺之部；肌肉者，脾之本；筋者，肝之合；骨髓者，肾之属；血脉者，心之分。各刺其部，无过其道，是谓大妙。迎而夺之有分寸，随而济之有浅深。深为太过能伤诸经，浅为不及宁去诸邪。

是以足太阳之经，刺得其部，迎而六分，随而一分；足太阳之络，迎而七分，随而二分。

手太阳之经，迎而七分，随而二分；手太阳之络，迎而九分，随而四分。

手阳明之经，迎而九分，随而四分；手阳明之络，迎而八分，随而三分。

足阳明之经，迎而一寸，随而五分；足阳明之络，迎而六分，随而一分。

手少阳经，迎而六分，随而一分；手少阳络，迎而七分，随而二分。

足少阳经，迎而八分，随而三分；足少阳络，迎而一寸，随而五分。

手太阴经，迎而九分，随而四分；手太阴络，迎而七分，随而二分。

足太阴经，迎而一寸，随而五分；足太阴络，迎而八分，随而三分。

手少阴经，迎而七分，随而二分；手少阴络，迎而六分，随而一分。

足少阴经，迎而六分，随而一分；足少阴络，迎而一寸，随而五分。

手厥阴经，迎而七分，随而二分；手厥阴络，迎而六分，随而一分。

足厥阴经，迎而八分，随而三分；足厥阴络，迎而九分，随而四分。斯皆经络相合，补生泻成不过一寸。针入贵速，既入徐进；针出贵缓，急则多伤。明须慎之，勿为殆事。男子左泻右补，女子右泻左补；转针迎随，补泻之道，明于此矣。

原夫《指微论》中，赜①义成《赋》；

《指微论》三卷，亦是何公所作。探经络之赜，原针刺之理，明荣卫之清浊，别孔穴之部分。然未广传于世，于内自取义，以成此《赋》。

知本时之气开，说经络之流注。

《本论》云：流者行也，注者住也。流，谓气血之行流也。一呼脉行三寸，一吸脉行三寸，呼吸定息，脉行六寸，如流水走蚁，涓涓不息，不可暂止。又云：流而为荣卫，彰而为颜色，发而为音声。速则生热，迟则生寒；结而为瘤赘，陷而为痈疽，故知流者不可止。若人误中，则有颠倒昏闷之疾。又云：注者住也。谓十二经络各至本时，皆有虚实邪正之气，注于所括②之穴。所谓得时谓之开，失时谓之阖，气开当补泻，气闭忌针刺。圣人深虑此者，恐人劳而无功，岂可昧气开流注之道哉。其气开注穴之法，七韵③中说多。

每披文而参其法篇篇之誓审寻，覆经而察其言字字之明谕疑隐，皆知虚实总附。

夫披文覆经者，学者之不惰也。既穷其理赜其义，知其根得其源，以见圣人之心乎？观何公作流注之赋，玄辞妙语，可

---

① 赜（zé 泽）：深入探究。
② 括：包容，包括。
③ 七韵：指后文的七言叶韵歌诀。

谓达理，非是自炫也。

移疼住痛如有神，针下获安；

得其针刺之要，移疼住痛获效如神。

暴疾沉疴至危笃，刺之勿误。

沉疴久病虚弱之人，忽暴感疾于荣卫，传于脏腑，其病必危笃而沉重也。明上是时深虑损益，慎勿轻忽，自恃聪俊。当须察其何经所苦，补泻针刺去之，勿误也。

详夫阴日血引，值阳气流。

贾氏云：阳日，气先脉外、血后脉内。阴日，血先脉外、气后脉内，交贯而行于五脏五腑之中，各注井荥输经合五穴，共五十穴。唯三焦受十经血气，次传包络，又各注五穴，通前十二经，共六十穴，才合得《十六难》内六十首也。越人言：三部九候，各有头首也。及《素问》言六十首，今世不传。既言不传，其文不载六十首字也，故圣人留此六十首法，故令后人穿凿也。余有所过为原六穴，即便是阴阳二气出入门户也。则阳脉出行二十五度，阴脉入行二十五度，则皆会此六穴中出入也。其五脏五腑收血化精合处，便是逐经原气也。其余精者，助其三焦受十经精气，则以养心包络，始十二经血气遍行也。如一经精气不足，则便成病也。既然有病，即不依此行度也。至令诸经失时，又更引毒气遍行。所流到处，即各见本经脉候，或大或小，或浮或沉，病人或寒或热，或轻或重，所治之取耳。

口温针暖，

凡下针，先须口内温针令暖，不惟滑利而少痛，亦借己之和气，与患人荣卫无寒温之争，便得相从。若不先温针暖，与血气相逆，寒温交争，而成疮者多矣。

牢濡深求。

经云：实之与虚者，牢濡之意，气来实牢者为得，濡虚者为失。凡欲行其补泻，即详五脏之脉及所刺穴中，如气来实牢者可泻之，虚濡者可补之也。

诸经十二作数，络脉十五为周。

手足各有三阴三阳之脉，合为十二经脉。每一经各有一络脉，余有阳蹻之络，阴蹻之络，脾之大络，合为十五络脉。周者，谓十二经十五络二十七气，周流于身者也。

阴腧六十脏主，

脏谓五脏肝心脾肺肾，并心包之脉，合之有六，并兼四形脏也。腧谓井荥经合，非皆输也。然井荥输经合者，肝之井，大敦穴也；荥，行间穴也；输，太冲穴也；经，中封穴也；合，曲泉穴也。心之井者，少冲穴也；荥，少府穴也；输，神门穴也；经，灵道穴也；合，少海穴也。脾之井，隐白穴也；荥，大都穴也；输，太白穴也；经，商丘穴也；合，阴陵泉穴也。肺之井，少商穴也；荥，鱼际穴也；输，太渊穴也；经，经渠穴也；合，尺泽穴也。肾之井，涌泉穴也；荥，然谷穴也；输，太溪穴也；经，复溜穴也；合，阴谷穴也。心包之井，中冲穴也；荥，劳宫穴也；输，大陵穴也；经，间使穴也；合，曲泽穴也。五脏之腧各腧有五，则五五二十五腧并心包络五腧，共三十，以左右见言之，六十腧穴也。

阳穴七十①二腑收。

腑谓六腑，非兼九形腑也。穴，腧穴也，亦谓井荥输原经

---

① 十：原作"〇"，据本段结尾处："如是六腑之腧各有六，则六六三十六腧，以左右脉共言之，则七十有二腧穴也。"故据义改为"十"。

合也。肝之腑胆。胆之井者，窍阴穴也；荥，侠溪穴也；输，临泣穴也；原，丘墟穴也；经，阳辅穴也；合，阳陵泉穴也。心之腑小肠。小肠之井者，少泽穴也；荥，前谷穴也；输，后溪穴也；原，腕骨穴也；合，小海穴也。脾之腑胃。胃之井者，厉兑穴也；荥，内庭穴也；输，陷谷穴也；原，冲阳穴也；经，解溪穴也；合，三里穴也。肺之腑大肠。大肠之井者，商阳穴也；荥，二①间穴也；输，三间穴也；原，合谷穴也；经，阳溪穴也；合，曲池穴也。肾之腑膀胱。膀胱之井者，至阴穴也；荥，通谷穴也；输，束骨穴也；原，京骨穴也；经，昆仑穴也；合，委中穴也。心包之腑三焦。三焦之井者，关②冲穴也；荥，液门穴也；输，中诸穴也；原，阳池③穴也；经，支沟穴也；合，天井穴也。如是六腑之腧各有六，则六六三十六腧，以左右脉共言之，则七十有二腧穴也。取穴部分于井荥图备说。

刺阳经者，可卧针而取；

卫者属阳，皮毛之分，当卧针而刺之。若深刺伤阴分，伤荣气也。

夺血络者，先俾指而柔。

夺血络者，取荣气也。荣气者，经隧也。《灵枢》曰：经隧者，五脏六腑之大络也，故言血络。凡刺之者，先以左手捻按所刺之穴，候指下气散，方可下针，取荣家之气，不能损卫气也。经云：刺荣无伤卫，刺卫无伤荣也。

---

① 二：原作"一"，据《普济方·针灸门·卷四百九·流注指微针赋》改。《灵枢·本输》载："溜于本节之前二间为荥。"
② 关：原作"間"，据文义改。
③ 池：原作"池"，据竹坪书堂本改。

呼为迎而吸作补，

泻者迎之，补者随之。有余则泻，不足则补。泻者，吸则内针，无令气忤，静以久留，无令邪布，后呼尽乃去，大气皆出，呼名曰泻。补者，扪而循之，劫而散之，推而按之，弹而努之，抓而下之，外引其门，以闭其神，呼尽内针，静以久留，以气至为故，候吸引针，气不得出，各在其处，推阖其门，令神气存，大气留止，故命曰补。

善治者，察其所痛，以知病有余不足，当补则补，当泻则泻，无逆天时，是谓至治之妙。

逆为鬼而从何忧。

逆者，谓当刺之日与病五行相刑，迎为鬼贼而不顺也。从者，五脏之气与日相和，而不相侵凌也。凡刺之理，当择吉日与本病之脏腑各无侵凌刑制，下针顺从而何忧哉！

淹疾延患，着灸之由。

若病有久淹，因寒而得，或阴证多寒，或是风寒湿痹，脚气之病，或是上实下虚厥逆之疾，男子劳伤，妇人血气之属，并可用灸。亦有不可灸者，近髓之穴，阳证之病，不可灸也。

燥烦药饵而难拯，必取八会；

燥烦热盛在于内者，宜取八会之气穴也。谓腑会太仓中脘穴，脏会季胁章门穴，筋会阳陵泉穴，髓会绝骨穴，血会膈俞穴，骨会大杼穴，脉会太渊穴，气会三焦膻中穴，此是八会穴也。

痛肿奇经而畜邪，织猷①砭瘳。

经云：病人脉隆盛，入于八脉而不环周十二经，亦不能拘之，其受邪气蓄积肿热，宜砭刺出血。古者以砭石为针，《山海

---

① 猷（yóu 尤）：计划，谋划。

经》曰：高氏之山，有石如玉，可以为针，即砭石也。今人以
钺针代之也。

况乎甲胆乙肝，丁心壬水。

甲胆乙肝者，谓五脏五腑拘之十干，阳干主腑，阴干主脏。
故《天元册》① 又曰：胆甲肝乙，小肠丙心丁，胃戊脾己，大
肠庚肺辛，膀胱壬肾癸。五脏五腑收血化精合处，便是三焦包
络二经九气也，合为十二经遍行也。贾氏各分头首十日一终，
运行十干，皆以五子元建日时为头也。

生我者号母，我生者名子。

夫五行者，在人为五脏，注穴为井荣俞经合。相合为夫妻，
我克者为七传②，克我者为鬼贼，我生者为子，生我者为母也。

春井夏荣乃邪在，秋经冬合乃刺矣。

此言逐四时取井荣之法也。假令春木旺刺井，夏火旺刺荣，
季夏土旺刺俞，秋金旺刺经，冬水旺刺合，四时刺法，依此推
之，以泻逐时所胜之邪毒者也。圣人所谓因其时而取之，以泻
邪气出也。

犯禁忌而病复，

禁忌者，非维人神所在也。谓大饥大渴，大寒大热，大饱大
醉，大虚大竭，大劳大困，皆为针家之禁忌。若虚实不分，浅深
不及，犯触人神，颠倒四时，其病愈而必复，切须诚之诚之③。

---

① 天元册：王冰曰："《天元册》，所以记天真元气运行之纪也。此太古
占候灵文，已镌诸玉版，命名册文。太古灵文，故命曰《太始天元册》。"

② 七传：指古人以五行相克推演疾病的七种传变。《难经·五十三难》
曰："经言七传者死，间脏者生，何谓也？然：七传者，传其所胜也。"

③ 诚之诚之：活济堂本与竹坪书堂本并作"诚之诚之"，《普济方·卷四
百九·流注指微针赋》作"诚之诚之"。

用日衰而难已。

本论云：病于当日之下，受五行之刑制者，其病刺而难①愈也。谓心病遇庚日，肝病遇辛日，脾病遇乙日，肺病遇②丁日，肾病遇己日，小肠病遇壬日，大肠病遇丙日，胃逢甲日，胆遇庚日，膀胱遇戊日，斯皆本义正气遇日下受制而气衰，刺病难愈故也。

孙络在于肉分，血行出于支里。

孙络，小络也，谓络之支别也。行于分肉之间，有血留止，刺而去之，无问脉③之所会。

闷昏针运，经虚补络须然；

本论云：若学人深明气血往来，取穴④部分不差，补泻得⑤宜，必无针晕昏倒之疾。或忽忙之际畏刺之人，多感此伤。壮者气行自已，怯者当速救疗。假令针肝经感气晕，以补肝经合曲泉穴之络；假令针肝络血晕，以补本经曲泉穴之经，针入复苏，效如起死，他皆做此。

疼实痒虚，泻子随母要指。

病之虚实者，痒则为虚，痛者为实。刺法⑥云：虚则补其母，实则泻其子。假令肝脏实，泻肝之荥行间穴属火是子；肝脏虚，补肝之合，曲泉穴属水是母，凡刺只取木经。井荥俞经

①　难：原脱，据竹坪书堂本补。

②　遇：原脱，据竹坪书堂本补。

③　脉：原脱，据竹坪书堂本补。

④　穴：原作"文"，据《普济方·卷四百九·流注指微针赋》改。

⑤　得：原脱，据竹坪书堂本补。

⑥　刺法：其所指"虚则补其母，实则泻其子"，出自《难经·六十九难》，该篇专门论述补母泻子的针刺取穴之法，故此处将其出处称为"刺法"。

合五行子母补泻，此乃大要也。

想夫先贤迅效无出于针，今人愈疾岂离于医。

古之治疾，特论针石①。《素问》先论刺后论脉，《难经》先论脉后论刺。刺之与脉，不可偏废。昔之越人起死，华佗愈躄，非有神哉，皆此法也。离圣久远，后学难精。所以针之玄妙，罕闻于世。今时有疾，多求医命药，用针者寡矣。

徐文伯泻孕于苑内，斯由甚速；

昔宋太子性善医书，出苑见一有孕妇人，太子自为诊之，是一女。令徐文伯亦诊之，乃一男一女。太子性急，欲剖腹视之。文伯白②自请针之令落。于是泻足三阴交，补手阳明合谷，胎应针而落，果如文伯之言也。

范九思疗咽于江夏，闻见言希。

传曰：嘉祐中有太傅程公，守住于江夏。因母之暴患咽中有痛，卒然而长，寒气不通，命医者止。可用药治之，勿施针以损之。医曰：咽中气尚不通，岂能用药，药即下之，岂能卒效，故众医不敢措治。寻有医博范九思云：有药须用未使新笔点之，痛疽即便差。公遂取新笔与之，九思乃以点药上痛，药到则有紫血顿出，渐气通而差。公曰：此达神圣之妙矣。公命九思饮，而求其方。九思大笑曰：其患是热毒结于喉中，塞之气不宣通，病以危甚。公坚执只可用药，不可用针，若从公意，则必误命。若不从公意，固不能施治。九思当日，鲁以小针藏于笔头中，妄以点药，乃针开其痛而效也。若非如此，何如紫血颇下也。公方省而欢曰：针有劫病之功，验于今日。古人云：

---

① 石：原作"不"，据《普济方·卷四百九·流注指微针赋》改。
② 白：表明。《吕氏春秋·士杰》曰："吾将以死白之。"

为将不察士卒之能否，则不能决胜；为医不察药性之主治，则不能便差。又将无卒谋远虑，则无必胜；医无卒机远见，治无必效也。

大抵古今遗迹，后世皆师。

昔圣人留轨范①，使后人仿学，不可独强也。泛于针术，隐其难究，妙门出乎其类者，今之世谁能之？故圣人云：不可不遵先圣遗文也。

王纂针魅而立康，獭②从被出；

传曰：王纂少习医方，尤精针石，远近知名。嘉祐中县人张万文，日暮宿于广陵庙中，下有一物假作其婿。因被魅惑而病，纂为治之一针，有一祟从女被中走出，而病愈矣。

秋夫疗鬼而馘③效，魂免伤悲。

昔宋徐熙字秋夫，善医方，为射阳令，常闻鬼神吟呻，甚凄苦。秋夫曰：汝是鬼何须知此？答曰：我患腰痛，死虽为鬼，痛苦尚不可忍，闻君善医，愿相救济。秋夫曰：吾闻鬼无形，何由措置？鬼云：缚草作人，子依之，但取孔穴针之。秋夫如其言，为针腰俞二穴、肩井二穴，设祭而埋之。明日见一人来谢曰：蒙君医疗，复为设祭，病今已愈，感惠实深，忽然不见。公曰：夫鬼为阴物，病由告医，医既愈矣，尚能感激，况于人乎？鬼姓斛名斯。

既而感指幽微，用针直诀。

此皆指微论中，用针幽微之直诀也。

---

① 范：原作"章乞"，据《普济方·卷四百九·流注指微针赋》改。
② 獭：旱獭，又称为土拨鼠，与狐形类。
③ 馘（guó 国）：获得。《尔雅》曰："馘，获也。"

窍齐于筋骨，皮肉刺要；

窍者穴也，齐者浅深之宜也。经曰：刺皮无伤骨，刺骨无伤髓。病有浮沉，刺有浅深，各至其理，无过其道。过则伤，不及则生外壅。壅则邪从之。浅深不得，反为大贼，内动五脏，故生大病。

痛察于久新，腑脏寒热。

痛者病也，夫人病有久新，脏病腑病，寒热虚实，宜细详审调。设针形短长锋类不等，穷其补泻，各随病所，宜用之。

接气通经，短长依法；

本论云：夫欲取偏枯久患荣卫诸疾，多是愈而复作者。由气不接而经不通流，虽有暂时之快，客气胜其病，当未愈也，当此乃上接而下引。呼吸多少，经脉长短，各有定数立法。手三阳接而九呼，过经四寸；手三阴接而七呼，过经五寸；足之三阳接而一十四呼，过经四寸；足之三阴接而一十二呼，过经五寸。重者倍之，吸亦同数。此接气通经，呼吸长短之法也。

里外之绝，嬴盈必别。

夫五脏里外者，谓心肺在膈上，通于天气也。心主于脉，肺主于气，外华荣于皮肤，故言外也。肾肝在下，通于地气，以藏精血，实于骨髓。心肺外绝，则皮聚毛落；肾肝内绝，则骨痿筋缓。其时学者，不能别里外虚实，致使针药误投，所以实实虚虚，损不足益有余，如此。死者医杀之耳。

勿刺大劳，使人气乱而神隋①；

《禁刺论》曰：无刺大劳人。劳则喘息汗出，里外皆越，

---

① 隋：通"惰"。《淮南子·时则》载："行春令，故暖风至，民气解隋，师旅并行。"

故气①耗乱，神隋散也。

慎妄呼吸，防他针昏而闭血。

呼吸者，使阴阳气行，流上下经，历五脏六腑。若针刺妄行呼吸，阴阳交错，则针昏闭血，气不行也。

又以常寻古义，由有藏机，遇高贤真趣，则超然得悟；逢达人示教，则表我扶危。

先贤之书，文理幽深，隐义难穷；或字中隐义，或假令一隅，妙要难穷。遇高达之士，方得其趣，便可穿凿。

男女气脉，行分时合度；

本论云：夫男女老幼，气候不同；春夏秋冬，寒暑各异。春气生而脉气缓，夏暑热而脉行速，秋气燥而脉行急，冬气寒而脉凝涩。小儿之脉应春，壮年之脉应夏，四十已②上如秋，六十已后如冬。其病有寒热，脉有迟速，一一参详，不可一概与天同度矣。《难经》云：一呼脉行三寸，一吸脉行三寸者，平人脉法也。微抱病之人，皆失天之度、地之纪、脉之用，不可与平人脉相合也。其诊取法：当以一息五至为与天同度；不及应春，不及应冬；太过应秋，太过应夏。应春冬者，宜留针待气至；应秋夏者，呼吸数毕便宜去针，此之谓也。

养子时克，注穴穴须依。

养子时克注穴者，谓逐时干旺气注脏腑井荥之法也。每一时辰，相生养子五度，各注井荥俞经合五穴。昼夜十二时，气血行过六十俞穴也。每一穴血气分得一刻六十分六厘六毫六丝六忽六秒，此是一穴之数也。六十穴共成百刻，要求日下井荥，

---

① 故气：原脱，据竹坪书堂本补。

② 已：通"以"。《孙子兵法·作战》载："故车战，得车十乘已上，赏其先得者。"

用五子建元日时取之。设令甲日甲戌时，胆统气初出窍阴穴为井木，流至小肠为荥火，气过前谷穴，注至胃为俞土，气过陷谷穴。

并过本原丘墟穴，但是六腑各有一原穴，则不系属井荥相生之法，即是阴阳二气出入门户也。

行至大肠为经金，气过阳溪穴，所入膀胱为合水，气入委中穴终。此是甲戌时木火土金水相生五度一时辰流注五穴毕也。他皆仿此。

今详定疗病之仪、神针法式，广搜《难》《素》之秘密文辞，深考诸家之肘函妙臆，故称泸江流注之指微，以为后学之规则。

流注经络井荥图说

夫流注者，为刺法之深源，作针术之大要。是故流者行也，注者住也。盖流者，要知经脉之行流也；注者，谓十二经脉各至本时，皆有虚实邪正之气，注于所括之穴也。夫得时谓之开，失时谓之合。夫开者针之必除其病，合者刺之难愈其疾，可不明兹二者况乎？经气内干五脏，外应支节。针刺之道，经脉为始。若识经脉，则知行气部分、脉之短长、血气多少、行之逆顺、祛逐有过、补虚泻实，则万举万痊。若夫经脉之源而不知，邪气所在而不辨，往往病在阳明反攻少阴，疾在厥阴却和太阳，遂致贼邪未除，本气受弊。以此推之，经脉之理不可不通也。昔圣人深虑此者，恐后人劳而少功也。广因闲暇之际，爰取前经，以披旧典，缘柯摘叶，采摭精华，以明流注之幽微，庶免讨寻之倦怠。不揆荒拙，列图于后。凡我同声之者，见其违阙，改而正之，不亦宜乎？

《平人气象论》经隧周环图

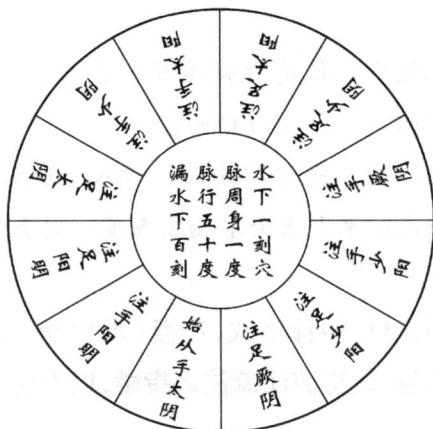

水下一刻穴　脉周身一度　脉行五十度　漏水下百刻

注足厥阴

始从手太阴

经脉气血总说

经脉一周于身内，长一十六丈二尺。人一呼脉行三寸，一吸脉行三寸，呼吸定息，脉行六寸，计二百七十定息，气可环周。然昼五十荣卫以一万三千五百息，则气脉都行八百一十丈。如是则应天常度，脉气无不及太过，气象平调，故曰平人也。

凡刺之理，经脉为始。经脉者，所以能决死生，处百病，调虚实，不可不通也。

夫经气者，内干五脏而外络支节。其浮气不循经者，为卫气；精专行于经阳者，为荣气。阴阳相随，外内相贯，如环之无端。常以平旦为纪，其脉始从中焦手太阴出，注于手阳明，上行注足阳明，下行至跗上，注大趾间，与足太阴合。上行抵脾，从脾注心中，循手少阴，出腋下臂，注小指，合手太阳；上行乘腋出颐①，内注目内眦，上巅下项，合足太阳；循脊下尻，下行注

① 颐（zhuō 捉）：颧骨。

小指之端，循足心注足少阴。上行注肾、注心，外散于胸中，循手心主脉，出腋下臂，入两筋之间，入掌中，出中指之端，还注小指次指之端，合手少阳；上行注膻中，散于三焦；从三焦注胆，出胁注足少阳；下行至跗上，复从跗注大趾间，合足厥阴。上行至肝，从肝上注肺中，复出于手太阴。此荣气之行也，逆顺之常。荣气之行，常循其经。周身之度，一十六丈二尺，一日一夜行八百一十丈，计五十度，周于身。卫气则不循其经焉。昼则行阳，夜行于阴。行阳者行诸经，行阴者行诸脏。凡刺之道，须卫气所在，然后迎随，以明补泻，此之谓也。

肺脉起于中焦注大肠经络图说

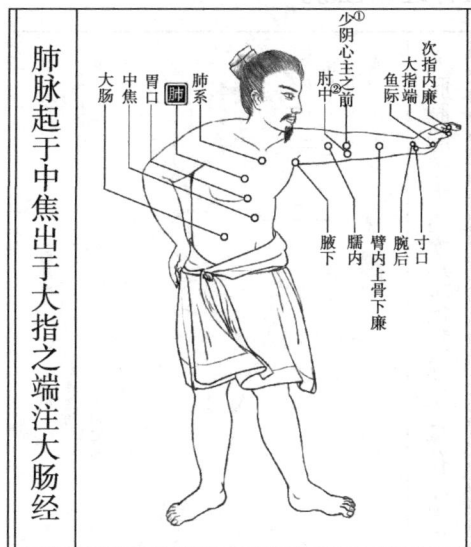

手太阴肺之脉，起于中焦在胃中脘，下络大肠，环循胃口胃口谓贲门也，上膈属肺，从肺系横出腋下，下循臑内女列切，臂肘

①少：原无，据正文补。
②中：原作"穴"，据正文改。

也，行少阴心主之前，下肘中尺泽穴也，循臂内上骨下廉直大指曰上骨，内谓内侧，入寸口经渠穴也，上鱼，循鱼际鱼际穴也，在大指本节后内侧，出大指之端谓出少商穴也。其支者，从腕后，直出次指内廉，出其端。

　　手太阴少血多气。《难经》云：脉有是动，有所生病。是动者，气也；所生病者，血也。邪在气，气为是动；邪在血，血为所生病。是动则病，肺胀满，膨而喘咳，缺盆中痛，甚则交两手而瞀，是为臂厥。主肺所生病者，咳嗽上气，喘渴烦心胸满，臑臂内前廉痛，掌中热。气盛有余，则肩背痛，风汗出中风，小便数而欠；气虚则肩背痛，寒，少气不足以息，溺色变，卒遗失无度。

大肠脉注胃经络图说

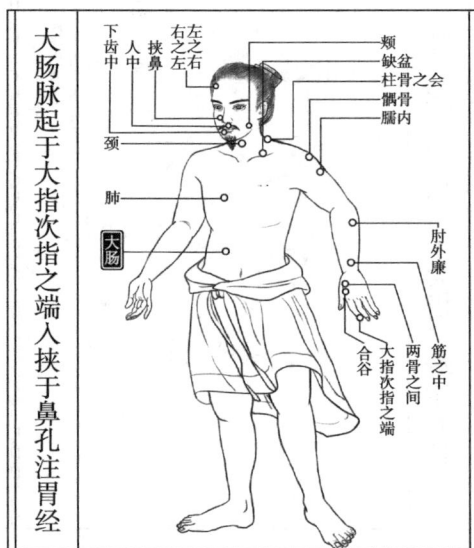

　　手阳明大肠之脉，起于大指次指之端外侧商阳穴也，循指上廉，出合谷两骨之间，上入两筋之中，循臂上廉循阳溪穴也，入肘外廉曲池穴也，上循臑外前廉，上肩，出髃骨之前廉髃骨，谓肩髃之骨，乃肩端也，上柱骨之会上柱骨，肩井二穴，下入缺盆缺盆二

穴，在肩横骨陷中，络肺，下膈，属大肠。其支者，从缺盆直而上颈颈，头茎也，贯颊，入下齿中，环出侠①口，交人中水沟穴也。左之右，右之左，上侠鼻孔。

手阳明多血多气。是动则病，齿痛颐肿。主津液所生病者，目黄口干，鼻衄喉痹，肩前臑痛，大指次指痛不用也。

胃脉注脾经络图说

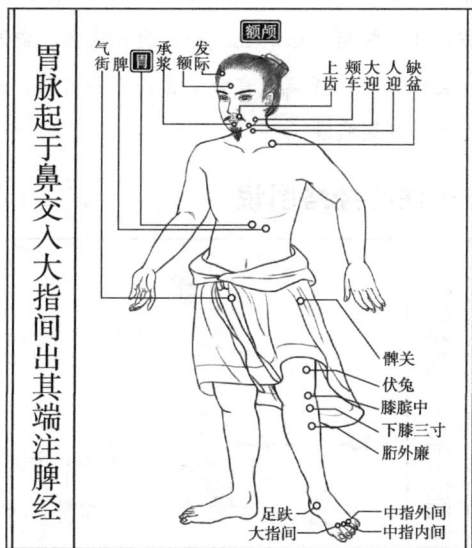

足阳明胃之脉，起于鼻交頞中恶葛，于鼻茎中也，旁约太阳之脉，下循鼻外，入上齿中，还出侠口，环唇，下交承浆在唇之下。却循颐后下廉头项也，出大迎穴在曲节前一寸一分陷中动脉是也。循颊车在耳下之后二穴也，上耳前，过客主人在耳前起骨开口有空者是也，循发际至额颅。其支者，从大迎前，下人迎在颈动脉中，循喉咙，入缺盆见手阳明，下膈，属胃、络脾。其直者，从缺盆下乳内廉，下挟脐，入气街中一名气冲。其支者，起胃下口下口，幽

---

① 侠：通"挟"，"夹持"之意。《正字通·人部》载："侠，与挟通。"

门也，循腹里，下至气街中而合。以下髀关，抵伏兔，下膝膑中，下循胻外廉，下足跗，入中指内间。其支者，下膝三寸而别三里穴也，以下入中指外间。其支者，别跗上，入大指间，出其端。

足阳明多血多气。是动则病，凄凄然振寒，善伸数欠颜黑，病至恶人与火，闻木音则惕然而惊，心动欲独闭户牖而处，甚则欲上高而歌，弃衣而走。贲响腹胀，是为骭厥。是主血所生病者，狂疟温淫，汗出鼻衄，口喎唇胗，颈肿喉痹，腹水肿，膝膑肿痛，循膺乳、冲、股、伏兔、骭外廉、足跗上皆痛，中指不用。气盛则身以前皆热，有余于胃则消谷善饥，溺色黄。气不足则身以前皆寒栗，胃中寒则胀满。

脾脉注心中注心经络图说

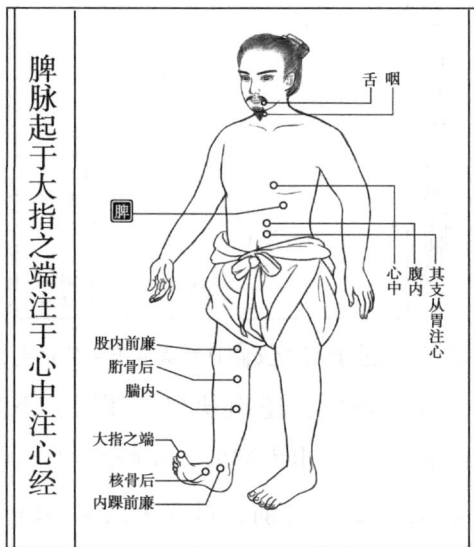

足太阴脾之脉，起于大指之端，循指内侧隐白穴也白肉际，过核骨后太白穴之后也，上内踝前廉商丘穴也，上腨内示宛①切，循胻骨后，交出厥阴之前，上循膝股内前廉阴陵泉也，入腹，属

---

① 宛（ruǎn 软）：柔皮革。

脾，络胃，上膈，挟咽，连舌本_{舌根系也}，散舌下。其支者，复从胃别上膈，注心中。

足太阴少血多气。是动则病，舌本强，食则吐，胃脘痛，腹胀善噫，得后出与气，则快然如衰，身体皆重。是主脾所生病者，舌本痛，体不能动摇，食不下，烦心，心下急痛，寒疟溏瘕，泄水下，黄疸，不能卧，强立，股膝内肿、厥，大指不用也。

心脉注小肠经络图说

心脉起于心中入掌内循小指注小肠经

手少阴心之脉，起于心中，出属心系，下膈，络小肠。其支者，从心系，上挟咽，系目系_{一本作循胸出胁}。其直者，复从心系，却上肺，上出腋下，下循臑内后廉，行太阴、心主之后，下肘内廉_{少海穴也}。循臂内后廉，抵掌后锐骨之端_{神门穴也}。入掌内后廉，循小指之内出其端_{少冲穴也}。

手少阴少血多气。是动则病，嗌干心痛，渴而欲饮，为臂厥。主心所生病者，目黄胁痛，臑臂内后廉痛厥，掌中热也。

小肠脉注膀胱经络图说

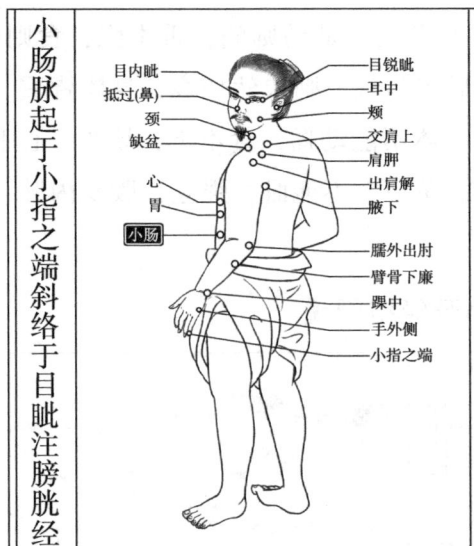

手太阳小肠之脉，起于小指之端少泽穴也，循手外侧上腕腕骨穴也。出踝中，直上循臂骨下廉阳谷穴也。出肘内侧两骨之间，上循臑外后廉，出肩解、绕肩胛、交肩上，入缺盆，向腋，络心，循咽下膈，抵胃，属小肠。其支者，从缺盆，贯颈上颊，至目锐眦，却入耳中。其支者，别颊颊，耳前也，上颐出颧内近鼻处起骨也，抵鼻，至目内眦，斜络于颧。

手太阳小肠之经多血少气。是动则病，嗌痛颔肿，不可回顾，肩似拔，臑似折。主液所生病者，耳聋目黄，颊颔肿，肩臑肘臂外后廉痛也。

膀胱脉注肾经络图说

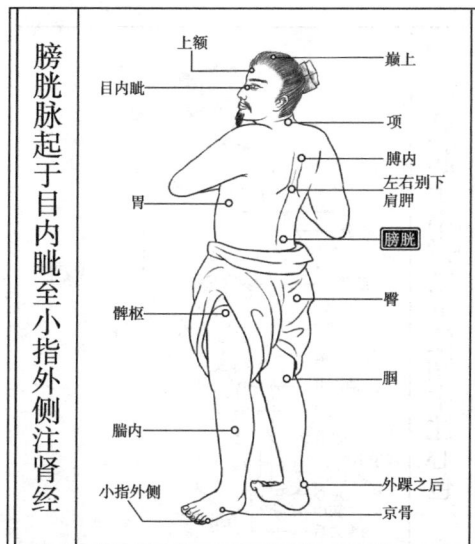

膀胱脉起于目内眦至小指外侧注肾经

（图中标注：上额、目内眦、胃、髀枢、腨内、小指外侧、巅上、项、膊内、左右别下肩胛、膀胱、臀、腘、外踝之后、京骨）

足太阳膀胱之脉，起于目内眦，上额，交巅上。其支者，从巅<small>巅顶也</small>，至耳上角。其直者，从巅入络脑，还出别下项，循肩膊内，挟脊抵腰中，入循膂①，络肾，属膀胱。其支者，从腰中下会于后阴，下贯臀，入腘中<small>委中穴也</small>。其支者，从膊内左右别下贯胛②，侠脊内，过髀枢，循髀外后廉下合腘中，下贯腨内，出外踝之后<small>昆仑穴也</small>。循京骨，至小指外侧<small>至阴穴也</small>。

足太阳膀胱之经多血少气。是动则病，头痛，似脱，项似拔，脊痛，腰似折，髀不可以曲，腘如结，腨如裂，是为踝厥。是主筋所生病者，痔、疟、狂、癫疾，头脑项痛，目黄泪出，鼻衄，项、背、腰、尻、腘、腨③、脚皆痛，小指不用也。

---

① 膂（lǚ 旅）：脊柱两旁的肌肉。
② 胛：原作"伸"，据"膀胱脉起于目内眦至小指外侧注肾经"图文字改。
③ 腨：原作"端"，据文义改。

肾脉注心包经络图说

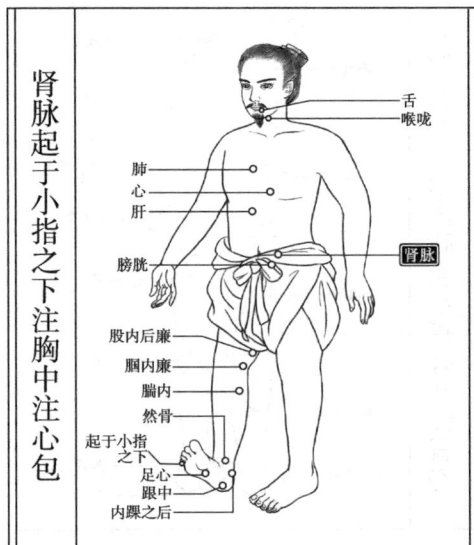

肾脉起于小指之下注胸中注心包

舌
喉咙

肺
心
肝

膀胱

肾脉

股内后廉
腘内廉
腨内
然骨
起于小指之下
足心
跟中
内踝之后

　　足少阴肾之脉，起于小指之下，斜趣足心涌泉穴也，出然骨①之下然骨穴②在内踝前，循内踝之后太溪穴也，别入跟中，以上腨内，出腘内廉阴谷穴也，上股内后廉，贯脊，属肾，络膀胱。其直者，从肾上贯肝膈，入肺中，循喉咙，挟舌本。其支者，从肺出，络心，注胸中。

　　足少阴肾之经少血多气。是动则病，饥不欲食，面黑如炭色，咳唾则有血，喉鸣而喘，坐而欲起，目䀮䀮③则无所见。心如悬若饥，气不足则善恐，心惕惕如人将捕，是为骨厥。是主肾所生病者，口热舌干，咽肿上气，嗌干及痛，烦心心痛，黄疸，肠澼，脊股内后廉痛，痿、厥、嗜卧，足下热而痛。

---

　①　然骨：舟状骨。
　②　然骨穴：今为然谷穴。
　③　䀮（huāng 慌）䀮：视物不清。《玉篇·目部》载："䀮，目不明。"

心包脉注三焦经络图说

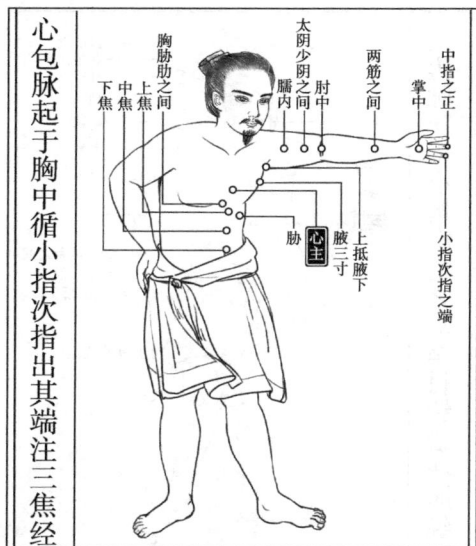

心包脉起于胸中循小指次指出其端注三焦经

（图中标注文字）
心主　胁　腋三寸　上抵腋下　膲内　肘中　两筋之间　掌中　中指之正　小指次指之端　太阴少阴之间　胸胁胁之间　下焦　中焦　上焦

手厥阴心包络之脉，起于胸中，出属心包，下膈，历络三焦。其支者，循胸出胁，下腋三寸，上抵腋下，下循膲内，行太阴、少阴之间太阴在上，少阴在下，心主在中，入肘中曲泽穴也，下循臂，行两筋之间大陵穴也，入掌中劳宫穴也，循中指出其端中冲穴也。其支者，别掌中，循小指次指出其端交手少阳也。

手厥阴心包络之脉多血少气。是动则病，手心热，臂肘挛急，腋肿，甚则胸胁支满，心①中澹澹大动，面色赤，善笑不休，目黄。是主心包脉所生病者，烦心，心痛，掌中热。

---

① 心：原脱，据竹坪书堂本补。

三焦脉注胆经络图说

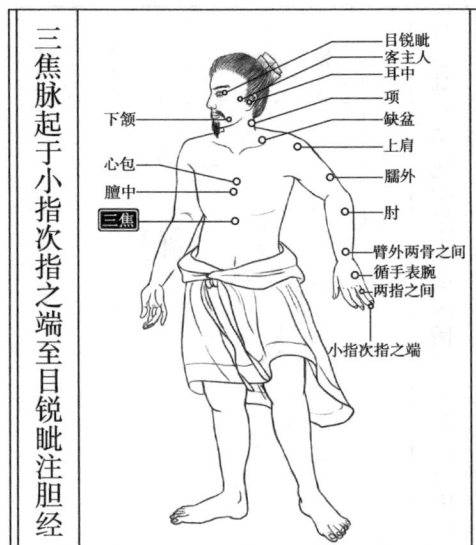

三焦脉起于小指次指之端至目锐眦注胆经

目锐眦
客主人
耳中
项
缺盆
上肩
臑外
肘
臂外两骨之间
循手表腕
两指之间
小指次指之端

下颌
心包
膻中
三焦

手少阳三焦之脉，起于小指次指之端关冲穴也，上出两指之间液门穴也，循手表腕阳池穴也，出臂外两骨之间支沟穴也，上贯肘，循臑外上肩，而交出足少阳之后，入缺盆，交膻中膻中，在玉堂穴下一寸六分，两乳之间陷中是也，散络心包，下膈，遍属三焦。其支者，从膻中，上出缺盆，上项，挟耳后，直上出耳之角，以屈下颌一作颊，至颐。其支者，从耳后入耳中，出走耳前，过客主人客主人，在耳前上廉起骨，开口有空者，前交颊，至目锐眦。

手少阳三焦之脉多气少血。是动则病，耳聋，耳鸣膅①，嗌肿，喉痹。是主气所生病者，汗出，目锐眦痛，耳后、肩、臑、肘、臂外皆痛，小指次指不用。

---

① 膅（cáo 曹）膅：疑当作"膅膅"，耳鸣音。《广韵》载："耳中声。"

胆脉注肝经络图说

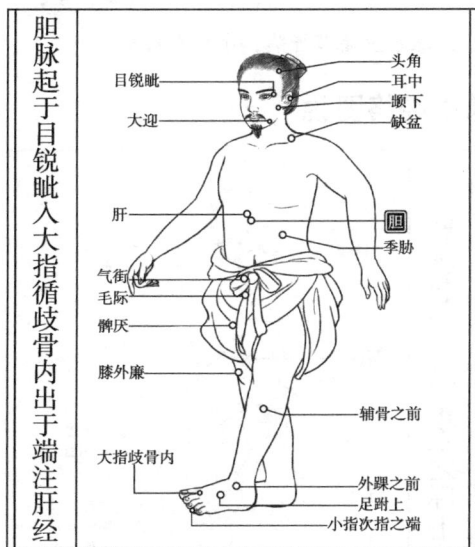

胆脉起于目锐眦入大指循歧骨内出于端注肝经

目锐眦　头角　耳中　大迎　颔下　缺盆　肝　胆　季胁　气街　毛际　髀厌　膝外廉　辅骨之前　大指歧骨内　外踝之前　足跗上　小指次指之端

足少阳胆之脉，起于目锐眦，上抵头角，下耳后，循头，行手少阳之前，至肩上，却交出手少阳之后，入缺盆。其支，从耳后入耳中，出走耳前，至目锐眦后。其支者，别锐眦，下大迎，合于手少阳，抵于颔，下加颊车，下颈，合缺盆。以下胸中，贯膈，络肝属胆，循胁里，出气街，绕毛际，横入髀厌中髀厌中一穴环跳①。其直者，从缺盆下腋，循胸中，过季胁，下合髀厌中，以下循髀阳，出膝外廉阳陵泉也，下外辅骨之前辅骨在胻，直下抵绝骨之端绝骨乃辅阳②穴也，下出外踝之前，循足跗上，入小指次指之间。其支者，别跗上，入大指之间，循大指歧骨内，出其端，还贯爪甲，出三毛中。

足少阳之经多气少血。是动则病，口苦，善太息，心胁痛不能转侧，甚

---

① 跳：原脱，据《普济方·卷四百十二》"足少阳胆经图"补。
② 辅阳：阳辅穴的别名。

则面微有尘，体无膏泽，足外反热，是为阳厥。是主骨所生病者，头痛，目锐眦痛，缺盆中肿，腋下肿，马刀挟瘿，汗出振寒，疟，胸中、胁肋、髀、膝外至胫，绝骨、外踝前及诸节皆痛，小指次指不用。

肝脉注肺中经络图说

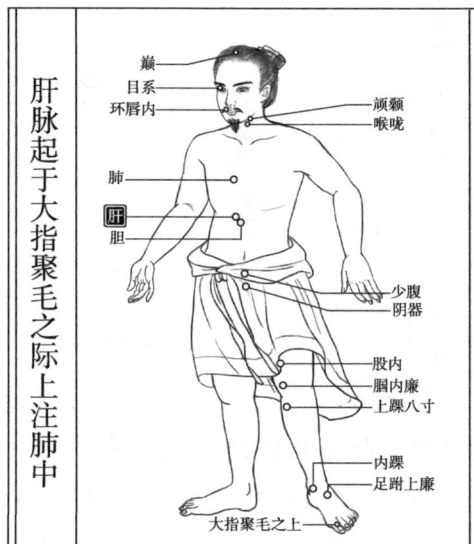

肝脉起于大指聚毛之际上注肺中

（图中标注）巅　目系　环唇内　颃颡　喉咙　肺　肝　胆　少腹　阴器　股内　腘内廉　上踝八寸　内踝　足跗上廉　大指聚毛之上

足厥阴肝之脉，起于大指聚毛之际<small>大敦穴也</small>，上循足跗上廉<small>太冲穴也</small>，去内踝一寸<small>中封穴也</small>，上踝八寸<small>曲泉穴也</small>，交出太阴之后。上腘内廉，循股阴，入毛中，过阴器，抵少腹，挟胃，属肝络胆。上贯膈，布胁肋，循喉咙之后，上颃颡。连目系，上出额，与督脉会于巅<small>督脉上风府而入属脑故也，巅顶也</small>。其支者，从目系，下颊里，环唇内。其支者，复从肝别贯膈，上注肺中<small>复交于手太阴</small>。

足厥阴之经少气多血。是动则病，腰痛不可俯仰，丈夫㿉疝，妇人少腹肿。甚，嗌干，面尘脱色。是主肝所生病者，胸满呕逆，洞泄狐疝，遗溺，癃闭。

卷之中

手足三阳三阴经中井荥输经合原说

凡人两手足，各有此三阳三阴之脉，合为十二经脉。每一经中，各有井、荥、输、经、合，皆出于井，入于合。经云：所出者为井①，所流者为荥，所注者为输，所行者为经，所入则为合。井者，东方春也，万物之始生，故言所出为井也。合者，北方冬也，阳气入脏，故言所入为合也。故春刺井，夏刺荥，季夏刺输，秋刺经，冬刺合者。圣人所谓因其时而取之，以泻邪毒出也。

井荥所属

阴井木，阳井金；阴荥火，阳荥木；阴输土，阳输水；阴经金，阳经火；阴合水，阳合土。昔圣人先立井、荥、输、经、合，配象五行，则以十二经中各有子母。故刺法云：虚则补其母，实则泻其子。假令肝自病，实则泻肝之荥，属火，是子；若虚，则补肝之合，属水，是②母。余皆仿此。若他邪相乘，阴阳偏胜，则先补其不足，后泻其有余，此为针医之大要。若深达洞明，则为上工者也。

---

① 井：原作"非"，据竹坪书堂本改。
② 是：原作"光"，据《普济方·卷四百三》"井荥输经合"内容改。

手厥阴经穴图

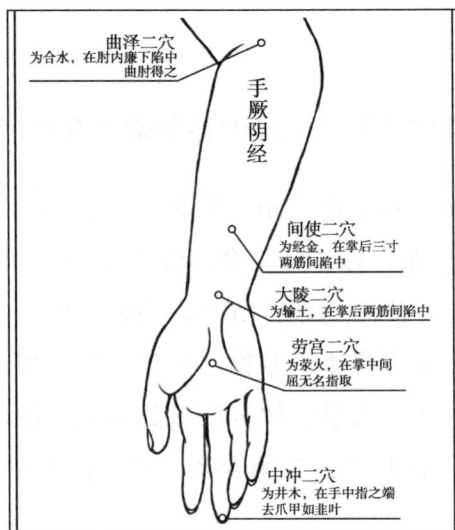

曲泽二穴
为合水，在肘内廉下陷中
曲肘得之

手厥阴经

间使二穴
为经金，在掌后三寸
两筋间陷中

大陵二穴
为输土，在掌后两筋间陷中

劳宫二穴
为荥火，在掌中间
屈无名指取

中冲二穴
为井木，在手中指之端
去爪甲如韭叶

手太阴经穴图

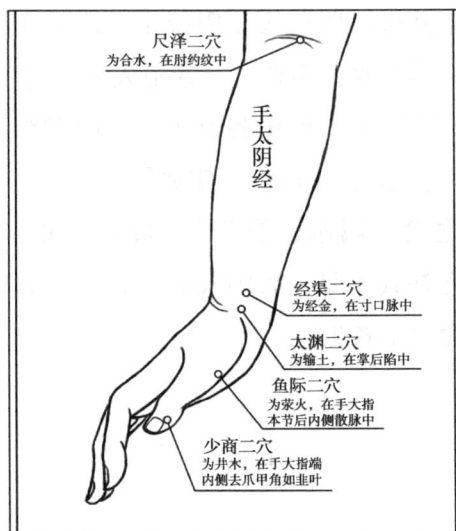

尺泽二穴
为合水，在肘约纹中

手太阴经

经渠二穴
为经金，在寸口脉中

太渊二穴
为输土，在掌后陷中

鱼际二穴
为荥火，在手大指
本节后内侧散脉中

少商二穴
为井木，在手大指端
内侧去爪甲角如韭叶

手少阳三焦经穴图

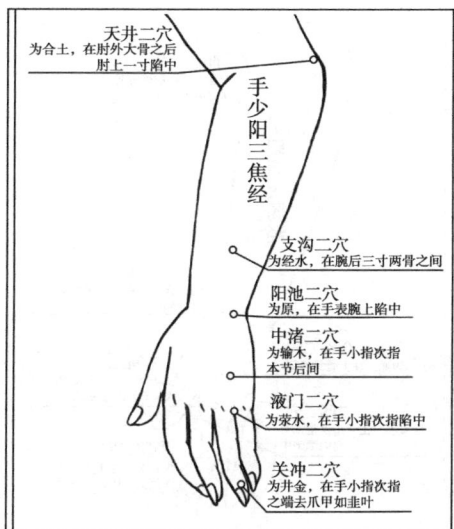

手少阳三焦经

天井二穴
为合土，在肘外大骨之后
肘上一寸陷中

支沟二穴
为经水，在腕后三寸两骨之间

阳池二穴
为原，在手表腕上陷中

中渚二穴
为输木，在手小指次指
本节后间

液门二穴
为荥水，在手小指次指陷中

关冲二穴
为井金，在手小指次指
之端去爪甲如韭叶

手少阴真心经穴图

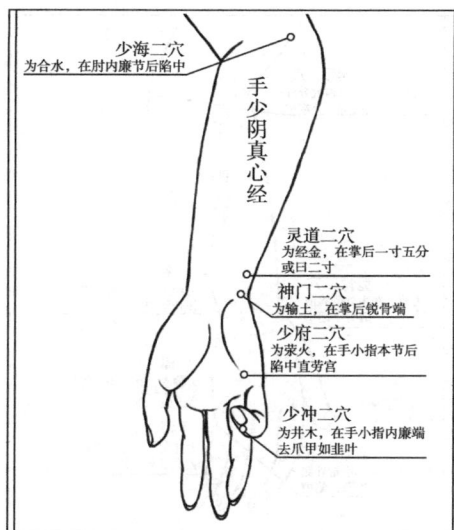

手少阴真心经

少海二穴
为合水，在肘内廉节后陷中

灵道二穴
为经金，在掌后一寸五分
或曰二寸

神门二穴
为输土，在掌后锐骨端

少府二穴
为荥火，在手小指本节后
陷中直劳宫

少冲二穴
为井木，在手小指内廉端
去爪甲如韭叶

手阳明大肠经穴图

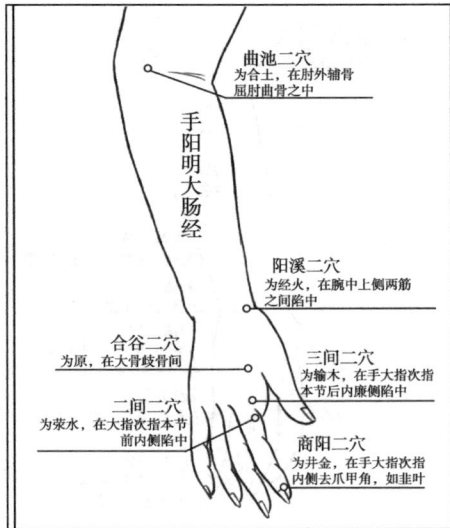

手阳明大肠经

曲池二穴
为合土，在肘外辅骨
屈肘曲骨之中

阳溪二穴
为经火，在腕中上侧两筋
之间陷中

合谷二穴
为原，在大骨歧骨间

三间二穴
为输木，在手大指次指
本节后内廉侧陷中

二间二穴
为荥水，在大指次指本节
前内侧陷中

商阳二穴
为井金，在手大指次指
内侧去爪甲角，如韭叶

手太阳小肠经穴图

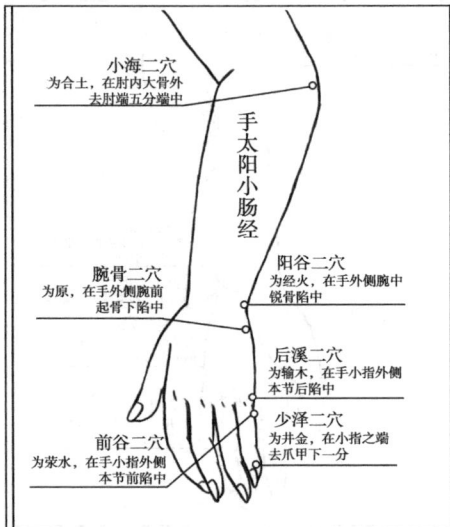

手太阳小肠经

小海二穴
为合土，在肘内大骨外
去肘端五分端中

腕骨二穴
为原，在手外侧腕前
起骨下陷中

阳谷二穴
为经火，在手外侧腕中
锐骨陷中

后溪二穴
为输木，在手小指外侧
本节后陷中

前谷二穴
为荥水，在手小指外侧
本节前陷中

少泽二穴
为井金，在小指之端
去爪甲下一分

足太阳膀胱经穴图

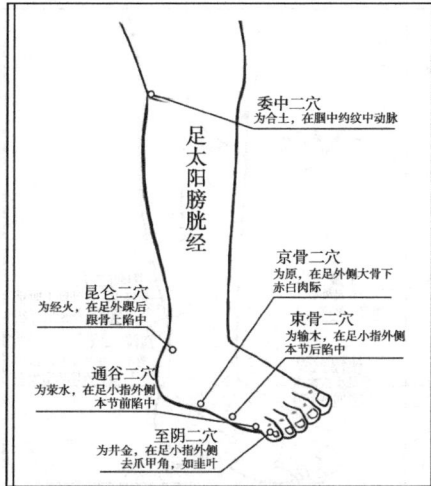

委中二穴
为合土，在腘中约纹中动脉

足太阳膀胱经

京骨二穴
为原，在足外侧大骨下
赤白肉际

束骨二穴
为输木，在小指外侧
本节后陷中

昆仑二穴
为经火，在足外踝后
跟骨上陷中

通谷二穴
为荥水，在足小指外侧
本节前陷中

至阴二穴
为井金，在足小指外侧
去爪甲角，如韭叶

足少阴肾经穴图

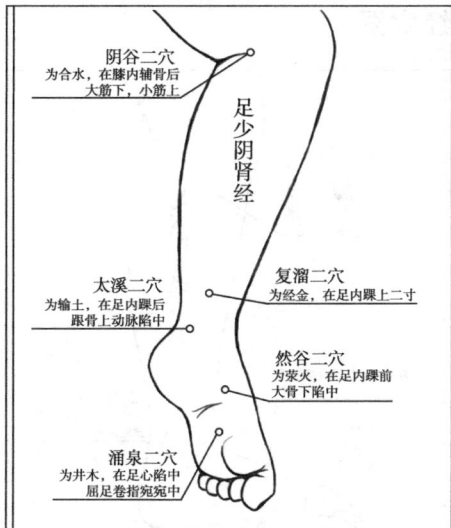

阴谷二穴
为合水，在膝内辅骨后
大筋下，小筋上

足少阴肾经

太溪二穴
为输土，在足内踝后
跟骨上动脉陷中

复溜二穴
为经金，在足内踝上二寸

然谷二穴
为荥火，在足内踝前
大骨下陷中

涌泉二穴
为井木，在足心陷中
屈足卷指宛宛中

足少阳胆经穴图

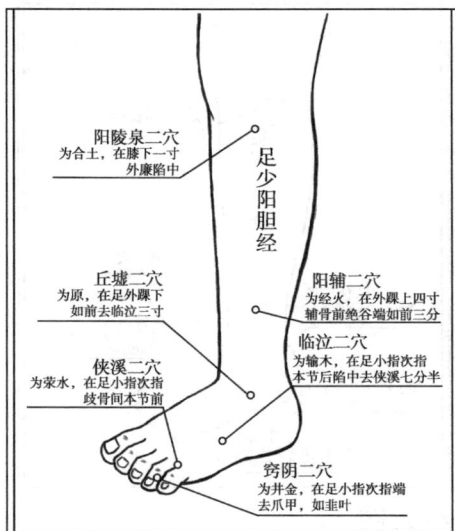

阳陵泉二穴
为合土，在膝下一寸
外廉陷中

足少阳胆经

丘墟二穴
为原，在足外踝下
如前去临泣三寸

阳辅二穴
为经火，在外踝上四寸
辅骨前绝谷端如前三分

临泣二穴
为输木，在足小指次指
本节后陷中去侠溪七分半

侠溪二穴
为荥水，在足小指次指
歧骨间本节前

窍阴二穴
为井金，在足小指次指端
去爪甲，如韭叶

足太阴脾经穴图

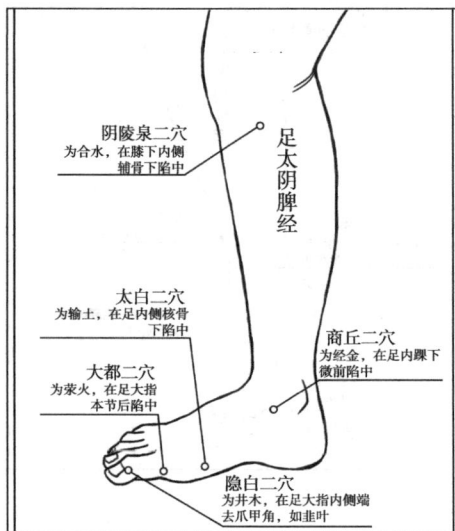

阴陵泉二穴
为合水，在膝下内侧
辅骨下陷中

足太阴脾经

太白二穴
为输土，在足内侧核骨
下陷中

商丘二穴
为经金，在足内踝下
微前陷中

大都二穴
为荥火，在足大指
本节后陷中

隐白二穴
为井木，在足大指内侧端
去爪甲角，如韭叶

足厥阴肝经穴图

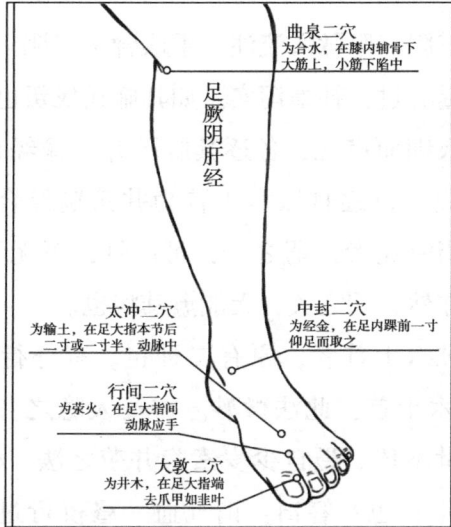

足厥阴肝经

曲泉二穴
为合水，在膝内辅骨下
大筋上，小筋下陷中

太冲二穴
为输土，在足大指本节后
二寸或一寸半，动脉中

中封二穴
为经金，在足内踝前一寸
仰足而取之

行间二穴
为荥火，在足大指间
动脉应手

大敦二穴
为井木，在足大指端
去爪甲如韭叶

足阳明胃经穴图

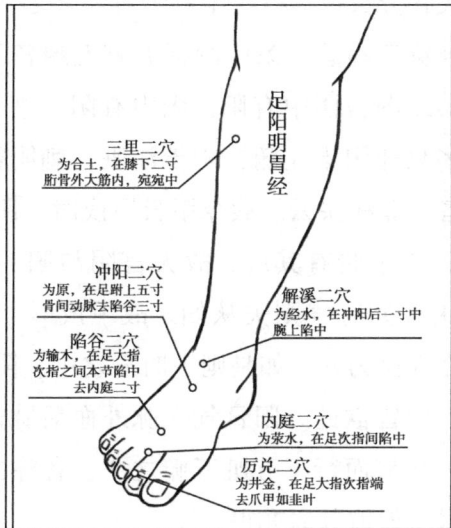

足阳明胃经

三里二穴
为合土，在膝下三寸
䯒骨外大筋内，宛宛中

冲阳二穴
为原，在足跗上五寸
骨间动脉去陷谷三寸

解溪二穴
为经火，在冲阳后一寸中
腕上陷中

陷谷二穴
为输木，在足大指
次指之间本节陷中
去内庭二寸

内庭二穴
为荥水，在足次指间陷中

厉兑二穴
为井金，在足大指次指端
去爪甲如韭叶

三阴三阳流注总说

足取膝下三阴三阳脉穴流注，手取臂下三阴三阳脉穴流注。用其针刺，法遂有过，补虚泻实。如其施兵伐叛也。

六十首腧穴细而审之，各逐其脏腑井荥输经合，常以五行定，方无一失也。以逐日取六十首为井荥输经合，足不过膝，手不过臂。常当时克者，谓之开，可以针，医无不愈疾也。时刻未至，气之亦然，谓之关，无能愈其疾也。

贾氏云：凡六十首者，原有二种也。有外行脉经六十首，又有内行血脉六十首，此法微妙。古圣人隐之，恐世人晓会，只载一说，今世不传。愚自少岁索隐井荥之法，始可著题，或曰因何名曰六十首也？答曰：谓气血一昼夜行过六十腧穴也。各分头首，十日一终，运行十干，皆以五子元建日时为头是也。明广今辄将贾氏各分头首运行十干六十首注穴之法，集其枢要，述之二图，庶令览者易悉。第一图括五脏五腑各至本时相生五度注穴之法，第二图言阴中有阳，阳中有阴，刚柔相配，相生注穴之法。人多只知阳干注腑，阴干注脏，刺阴待阴干，刺阳候阳时，如是者，非秘诀云。假令甲日甲戌时，胆引气出为井，甲中暗有其己，乙中暗有其庚，故大言阴与阳，小言夫与妇。夫有气则妇从夫，妇有气则夫从妇。故甲戌时，胆出气为井，脾从夫行，脾亦入血为井，如是则一时辰之中，阴阳之经相生，所注之穴皆有，他皆欲此。阳日气先脉外血后脉内；阴日血先脉外气后脉内，交贯而行于五脏五腑之中，各注井荥输经合无休矣，或不得时，但取其原亦得。

针刺定时图

针刺定时图

昼夜周环六十首

白字为三焦、包络二经所注
墨字为十经所注

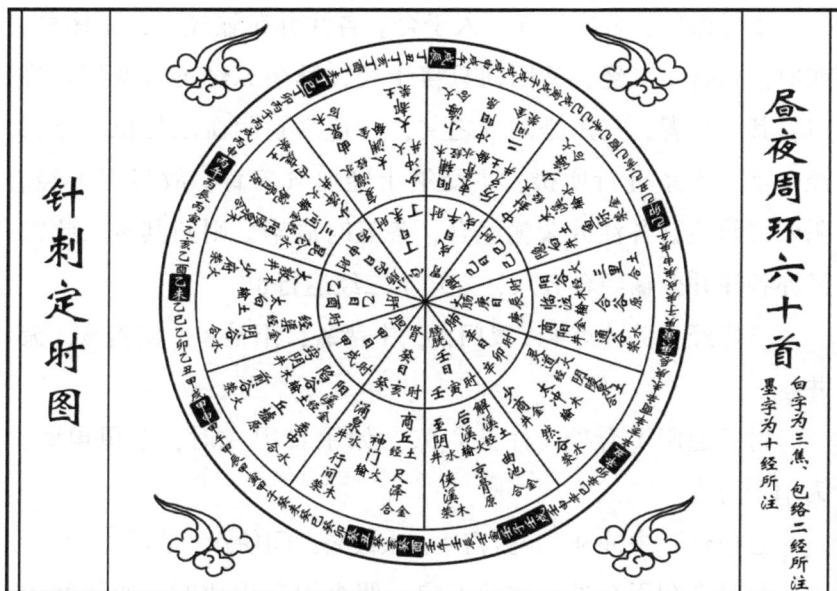

十二经脉内行注穴图

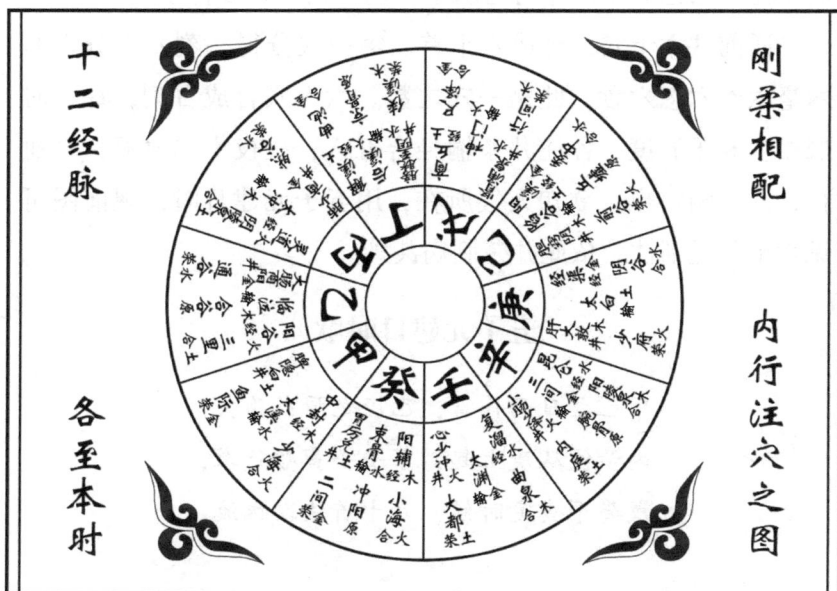

十二经脉　　各至本时

刚柔相配　　内行注穴之图

三焦心包络二经流注说

十经血气，皆出于井，入于合。各注井荥输经合，无休矣。或曰：脉有十二经，又因何只言十经，其余二经不言者何？答曰：其二经者，三焦是阳气之父，心包络是阴血之母也。此二经尊重，不系五行所摄，主受纳十经血气养育，故只言十经。阴阳二脉逐日各注井荥输经合，各五时辰毕，则归其本。此二经亦各注井荥输经合五穴，方知十二经遍行也。

三焦经：关冲阳井，液门荥，中渚输，阳池原，支沟经，天井合。

每日遇阳干合处，注此六穴。如甲日甲戌时，至甲申时，为阳干合也。

心包经：中冲阴井，劳宫荥，大陵输，间使经，曲泽合。

每日遇阴干合处，注此五穴。假令甲日甲戌时，胆气初出为井；己巳时脾出血为井，阴阳并行。阳日气先血后，阴日气后血先。己巳时至己卯时为阴干合也。余上日辰皆依此。

通前共六十穴，合成六十首。每一穴分得一刻六十分六厘六毫六丝六忽六秒，此是一穴之数。六十穴合成百刻，每一时辰相生养子五度，各注井荥输经合五穴，昼夜十二时辰，气血行过六十输穴也。欲知人气所在，用五子元建日时，现前图可见六十首是活法。依此井荥刺病甚妙。

五子元建日时歌

甲己之日丙作首，乙庚之辰戊为头，
丙辛便从庚上起，丁壬壬寅顺行求，
戊癸甲寅定时候，六十首法助医流。

卷之下

井荥歌诀六十首

足少阳胆之经

阳干注腑，阴干注脏；甲日，甲与己合。

胆引气行，木原在寅

甲日甲戌时胆为井 木

丙子时小肠为荥 火

戊寅时胃为输 土

并过本原丘墟穴，木原在寅

庚辰时大肠为经 金

壬①午时膀胱为合 水

甲申时气纳三焦 谓甲合还原

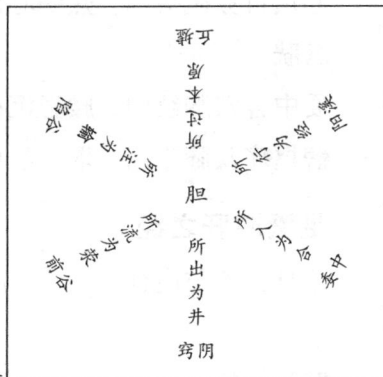

化本

胆

窍阴为井胆中行，胁痛烦热又头疼，

喉痹舌干并臂痛，一针难步却须行。

小肠

前谷为荥属小肠，喉痹颔肿嗌咽干，

颈项臂痛汗不出，目生翳膜并除康。

---

① 壬：原脱，据《普济方·卷四百十三》"足少阳胆之经"补。

胃

陷谷胃输节后边，腹痛肠鸣痎疟①缠，

面目浮肿汗不出，三分针入得获痊。

胆（原）

丘墟为胆是为原，胸胁满痛疟安缠，

腋肿髀枢腿酸痛，目生翳膜并除痊。

大肠

阳溪为经表腕边，颠狂喜笑鬼神言，

心烦目赤风头痛，热病心惊针下痊。

膀胱

委中合穴腘纹中，腰脊沉沉溺失频，

髀枢痛及膝难屈，取其经血使能平。

足厥阴肝之经

乙日，乙与庚合。

肝与血行

乙日乙酉时肝为井 木

丁亥时心为荥 火

己丑时脾为输 土

辛卯时肺为经 金

癸巳时肾为合 水

乙未时血纳包络

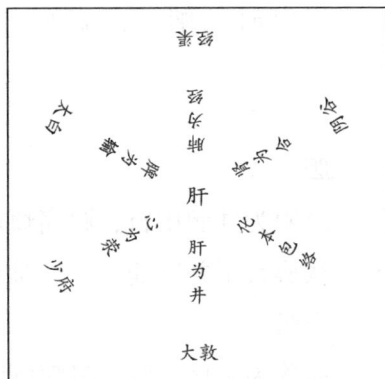

---

① 痎疟：疟疾的通称。《圣济总录·疟病门》载："痎疟者，以疟发该时，或日作，或间日乃作也。……寒温瘅疟，动皆该时，故《内经》统谓之痎疟。"

肝

大敦为井注肝家，心疼腹胀阴汗多，

中热尸厥如死状，血崩脐痛用针加。

心

少府心荥本节中，少气悲忧虚在心，

心痛狂颠实谵语，寒热胸中便下针。

脾

太白脾俞骨下分，身热腹胀血便脓，

吐逆霍乱胸中痛，下针一刺得安宁。

肺

经渠肺经热在胸，掌后寸口脉陷中，

热病喘疼心吐逆，禁灸神针有大功。

肾

阴谷肾合膝后分，脚痛难移好用针，

小腹急痛并漏下，小便黄赤建时寻。

手太阳小肠之经

丙日，丙与辛合。

小肠引气出行，火原在子，火入水乡

丙日丙申时小肠为井火

戊戌时胃为荥土

庚子时大肠为输金

并过本原腕骨穴，故火原在子

壬寅时膀胱为经水

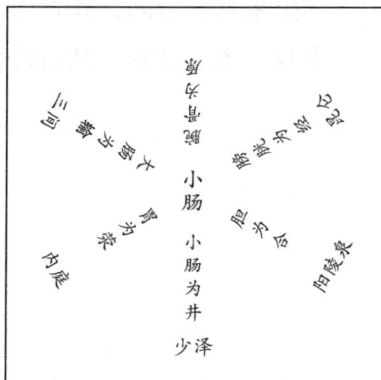

甲辰时胆为合木

丙午时气纳三焦

小肠

少泽元本手太阳，井注喉痹舌生疮，

臂痛咳嗽连项急，目生翳膜一针康。

胃

内庭胃荥本陷中，四肢厥逆满腹疼，

口喎牙痛依穴用，使下神针便去根。

大肠

三间为输本节后，喉痹咽梗齿龋痛，

胸满肠鸣洞泄频，唇焦气喘针时定。

小肠

腕骨为原手踝中，热病相连汗出频，

目中泪出兼生翳，偏枯臂举只神针。

膀胱

昆仑为经外后跟，腰疼脚重更难行，

头疼吐逆并腹胀，小儿痫搐一齐针。

胆

阳陵泉穴胆合间，腰伸不举臂风痫，

半身不遂依针刺，膝劳冷痹下针安。

手少阴心之经

丁日，丁与壬合。

心引血行

丁日丁未时心为井火
己酉时脾为荥土
辛亥时肺为输金
癸丑时肾为经水
乙卯时肝为合木
丁巳时血纳包络

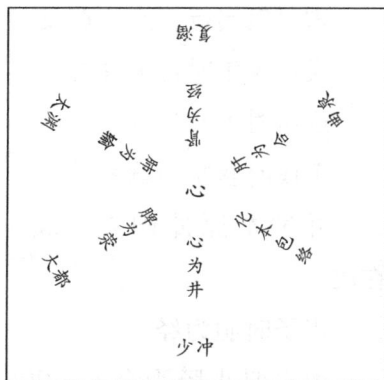

心

少冲为井是心家，热病烦满上气多，
虚则悲惊实喜笑，手挛臂痛用针加。

脾

大都脾荥本节中，热病相连是逆行，
腹满烦闷并吐逆，神针一刺即时宁。

肺

太渊肺输掌后寻，呕吐咳嗽腹膨膨，
眼目赤筋白翳膜，心疼气上一般针。

肾

复溜肾经鱼肚中，面目肮肮喜怒停，
腹内雷鸣并胀满，四肢肿痛刺时灵。

肝

曲泉肝合䯒骨中，女人血瘕腹肿疼，
身热喘中风劳病，足疼泄利又便脓。

足阳明胃之经

戊日，戊与癸合。

胃引气出行，土原在戊

戊日戊午时胃为井土

庚申时大肠为荥金

壬戌时膀胱为输水

并过本原冲阳穴，故土原在戊

甲子时胆为经木

丙寅时小肠为合火，戊辰时气纳三焦

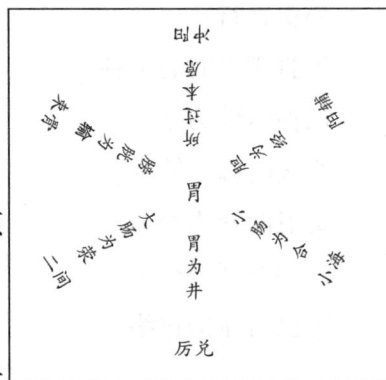

胃

厉兑为井主胃家，尸厥口噤腹肠滑，
汗病不出如疟状，齿痛喉痹针刺佳。

大肠

二间庚荥本节中，喉痹鼻衄在心惊，
肩背疼时依此用，下针牙痛更无根。

膀胱

束骨壬输本节中，耳聋项急本穴寻，
恶风目眩并背痛，针之必定有神功。

胃

冲阳为原动脉中，偏风口眼注牙疼，
寒热往来如疟状，建时取效有同神。

胆

阳辅胆经四寸间，筋挛骨痛足肿寒，

风痹不仁依此用，神针一刺不须难。

小肠

小海为合肘上中，寒热风肿项头疼，

四肢无力难举步，建时针刺有神灵。

足太阴脾之经

己日，甲与己合。

脾引血行

己巳时脾为井 土

辛未时肺为荥 金

癸酉时肾为输 水

乙亥时肝为经 木

丁丑时心为合 火

己卯时血纳包络

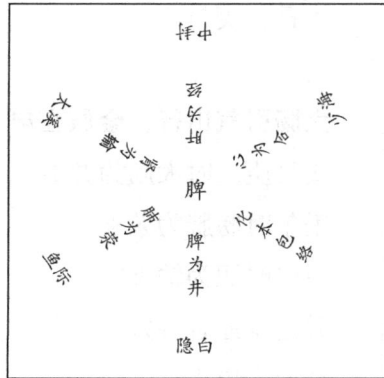

脾

隐白为井足太阴，腹胀喘满吐交横，

鼻衄滑肠食不化，月经不止血山崩。

肺

鱼际为荥热汗风，咳嗽头痛痹主胸，

目眩少气咽干燥，呕吐同针有大功。

肾

太溪肾输内踝下，足厥心疼呕吐涩，

咳嗽上气并脉短，神针到后病伏潜。

肝

中封为经内踝前，振寒酸疝色苍苍，

脐腹痛时兼足冷，寒疝相缠针下康。

心

少海心合曲节间，齿疼呕逆满胸心，

头项①痛时涕与笑，用针一刺管惊人。

手阳明大肠之经

庚日，庚与乙合。

大肠引气出行，金原在申

庚日庚辰时大肠为井金

壬午时膀胱为荥水

甲申时胆为输木

并过本原合谷穴

金原在申也

丙戌时小肠为经火

戊子时胃为合土

庚寅时气纳三焦

大肠

商阳为井大肠中，次指指上气注胸，

喘逆热病并牙痛，耳聋寒热目赤红。

膀胱

通谷为荥本节游，头重鼻衄项筋收，

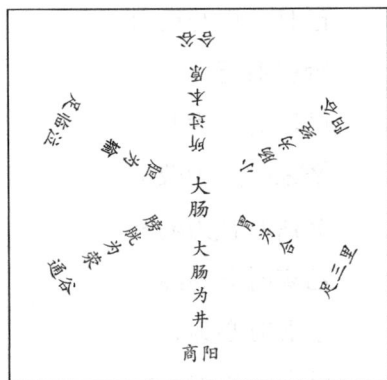

---

① 项：原作“头”，据《普济方·卷四百十三》“足太阴脾之经”改。

目视䀮䀮胸胀满，食饮不化即时休。
胆
临泣胆前节后边，中满缺盆肿项咽，
月事不调依此用，气噎如疟当时安。
大肠
合谷为原歧骨中，痹瘘漏下热生风，
目视不明并齿痛，牙关口噤一针功。
小肠
阳谷为经侧腕中，癫疾狂走妄言惊，
热病过时汗不出，耳聋齿痛目眩针。
胃
三里胃合膝下分，诸般疾病一般针，
须去日上如时下，方知世上有名人。

手太阴肺之经
辛日，丙与辛合。

肺引血出行

辛日辛卯时肺为井金

癸巳时肾为荣水

乙未时肝为输木

丁酉时心为经火

己亥时脾为合土

辛丑时血纳包络

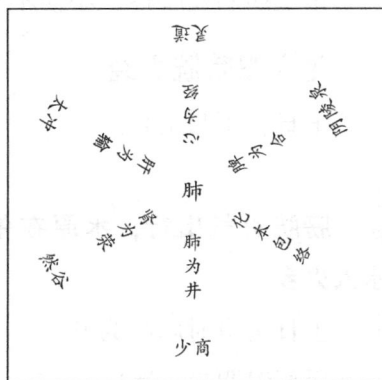

肺

少商肺井注心中，寒热咳逆喘胀冲，

饮食不下咽喉痛，三棱针刺血为功。

肾

然谷肾荥内踝寻，喘呼少气足难行，

小儿脐风并口噤，神针并灸得安宁。

肝

太冲肝输本节后，腰引少腹小便脓，

淋沥足寒并呕血，漏下女子体①中疼。

心

灵道为经掌后真，心痛肘挛悲恐惊，

暴喑即便难言语，建时到后即宜针。

脾

阴陵泉穴脾之合，腹坚喘逆身难卧，

霍乱疝瘕及腰疼，小便不利针时过。

足太阳膀胱之经

壬日，丁与壬合。

膀胱引气出行，水原在午，水入火乡

壬日壬寅时膀胱为井_水

甲辰时胆②为荥_木

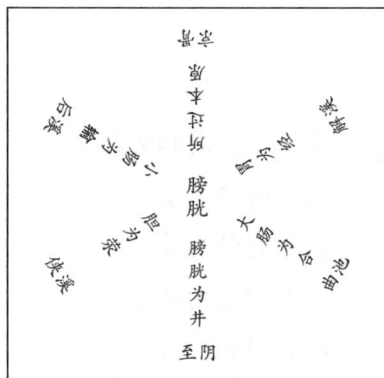

① 体：原作"本"，据《普济方·卷四百十三》"手太阴肺之经"补。

② 胆：原脱，据《普济方·卷四百十三》"足太阳膀胱之经"补。

丙午时小肠①为输火

并过本原京骨

水原在午，水入火乡

故壬丙子午相交也

戊申时胃②为经土

庚戌时大肠③为合金

壬子时气纳三焦还原化本

膀胱

至阴为井是膀胱，目生翳膜头风狂，

胸胁痛时依法用，小便不利热中伤。

胆

侠溪胆荥小节中，胸胁胀满足难行，

寒热目赤颈项痛，耳聋一刺便闻声。

小肠

后溪为输节陷中，寒热气疟目生筋，

耳聋鼻衄并喉痹，肘臂筋挛同用针。

膀胱

京骨为原肉际间，胻酸膝痛屈伸难，

目眦内赤头颈强，寒疟腰疼针下安。

胃

解溪穴是胃之经，腹胀胻肿脚转筋，

头痛霍乱面浮肿，大便下重也同针。

---

① 小肠：原脱，据《普济方·卷四百十三》"足太阳膀胱之经"补。
② 胃：原脱，据《普济方·卷四百十三》"足太阳膀胱之经"补。
③ 大肠：原脱，据《普济方·卷四百十三》"足太阳膀胱之经"补。

大肠

曲池为合肘外边，半身不遂语难言，

肘中急痛伸无力，喉痹针下也痊然。

手少阳三焦之经三焦者是十二经之根本，生气之原，主宣通荣卫，

经历五脏六腑

三焦与包络合为表里

壬子时三焦关冲为井金

甲寅时为荥水

丙辰时为输木

并过本原阳池

戊午时为经火

庚申时为合土

壬戌时气入行

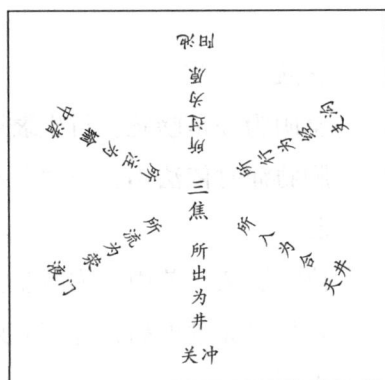

金

三焦之井号关冲，目生翳膜注头疼，

臂肘痛攻不能举，喉痹针刺取其灵。

水

液门为荥次陷中，惊悸痫热共头疼，

目赤齿血出不定，三棱针刺即时灵。

木

中渚为输节后寻，热病头疼耳不闻，

目生翳膜咽喉痛，针入三分时下明。

三焦原

阳池为原腕表中，寒热如疟积心胸，

臂痛身沉难举步，一针当面有神功。

火

支沟为经腕后真，热病臂肘肿兼疼，

霍乱吐时并口噤，下针得气便醒醒。

土

天井为合肘外寻，风痹筋挛及骨疼，

咳嗽不食并惊悸，心胸气上即时针。

手厥阴心主包络

心主与三焦为表里

癸丑时包络为井_木

乙卯时为荥_火

丁巳时为输_土

己未时为经_金

辛酉时为合_水

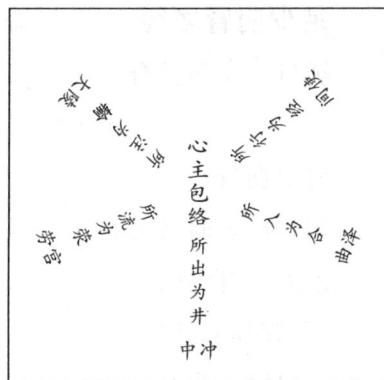

木

中冲为井厥阴心，掌中烦热及头疼，

热病烦闷汗不出，舌强针时得自平。

火

劳宫心荥手①掌中，中风挛痹口中腥，

狂笑颠疾同日用，气粗喘逆也须宁。

---

① 手：原作"不"，据《普济方·卷四百十三》"手厥阴心主包络之经"改。

土

大陵心输腕后寻，喜笑悲哀气上冲，
目赤小便如赤色，狂言头痛建时中。

金

间使心经掌后间，心痛呕逆恶风寒，
热时咽痛并惊悸，神针邪杵也须安。

水

曲泽为合肘里存，心疼烦闷口干中，
肘臂筋挛多呕血，呼吸阴阳去病根。

足少阴肾之经

癸日，戊与癸合。

肾引血行

癸日癸亥时肾为井 水

乙丑时肝为荥 木

丁卯时心为输 火

己巳时脾为经 土

辛未时肺为合 金

癸酉时血纳包络

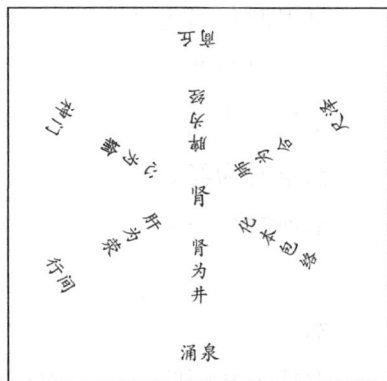

肾

涌泉为井肾中寻，大便秘结与心疼，
身热喘时同日刺，足寒逆冷也安平。

肝

行间肝荥大指间，咳逆呕血更咽干，
腰痛心疼如死状，溺难寒疝下针安。

心

神门心输掌后寻，恶寒心疼不食中，

身热呕血多痫病，下针得刺有神功。

脾

商丘脾经踝下寻，腹胀肠鸣痛作声，

身寒逆气并绝子，血气轮流此处存。

肺

尺泽肺合在肘中，手挛风痹气冲胸，

咳嗽口舌干喉痛，五子元建法中寻。

五行造化歌

甲犹草木芽初出，乙屈知同离土生，

原因壬癸为胎气，翻成十干五行亨。

校注后记

一、版本考证

通过查询《中国医籍考》《中国中医古籍总目》《针灸医籍考》和《中医人名词典》及实地考察，统计出目前共有10版之多。

（一）元刊本

元刊本为现存最早版本。元代医家窦桂芳于元至大辛亥（1311）以"燕山活济堂"名义刊行，收录于《针灸四书》第二册，名《新刊子午流注针经》，现收藏于天一阁博物馆。《鄞范氏天一阁书录内编》将其定为元至大辛亥刻本，被天一阁博物馆定为善本，其他书目从之。本版本符合元代刊刻特点：左右双边，大黑口，双鱼尾，十行二十一字，其版心附有卷数及页码，行宽字密，大字本，字体整洁，装帧形式为线状，尺寸为21.0cm×12.8cm（图1）。在目录页结尾处，有"嘉靖丁未春日置此故记"字样，左右双排，重复书写两遍。其墨迹清晰，与正文字体墨迹斑驳不同，且墨迹颜色浓厚，与刊刻文字墨迹有明显区别，推断应为后世收藏之人所添。该本虫蚀破损严重，内容脱落较多，非足本。在同刊之第一卷《新刊黄帝明堂灸经》序末记有"至大辛亥春月燕山活济堂刊"（图2），足以说明为元代刊刻。

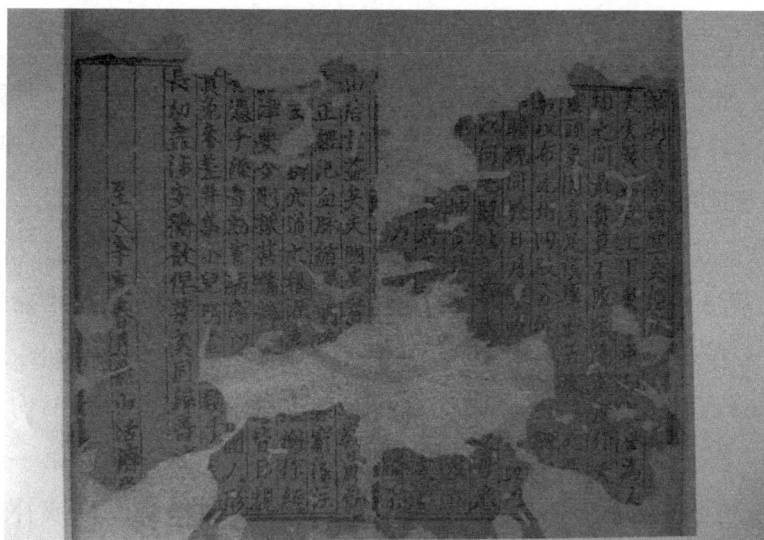

图1　元至大辛亥燕山活济堂刊本《针灸四书》之一

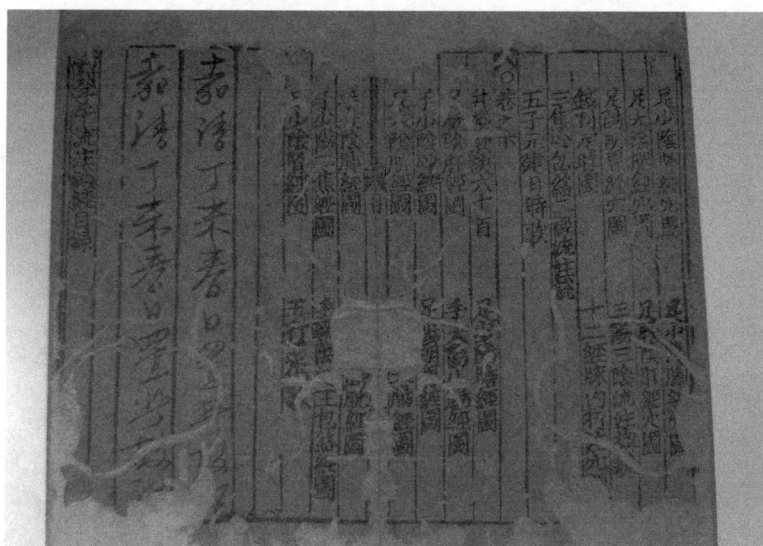

图2　元至大辛亥燕山活济堂刊本《针灸四书》之二

（二）以元刊本为底本的手抄本

此抄本收藏于天一阁博物馆，为明抄本与清抄本，均收录于《针灸四书》中。明抄本收录于第二册，清抄本为第一册。成书时间据天一阁博物馆记载，两本中均有《新刊黄帝明堂灸经》，其序文后均写有"至大辛亥春月燕山活济堂"牌记（图3、图4），并且在《新刊子午流注针经》目录后均写有"嘉靖丁未春日置此故记"字样，左右双排，重复书写两遍（图5、图6）。两书抄写字迹清晰，对照元刊本脱落的字迹，两书均用红色墨迹画方框或文字补入，不同之处为在清抄本中除第一册《新刊子午流注针经》外，其他两册均用红色墨迹画圈或补入文字。两书在天头位置均有批注，明抄本批注较清抄本多一些。两书文字及附图有缺失，非足本。

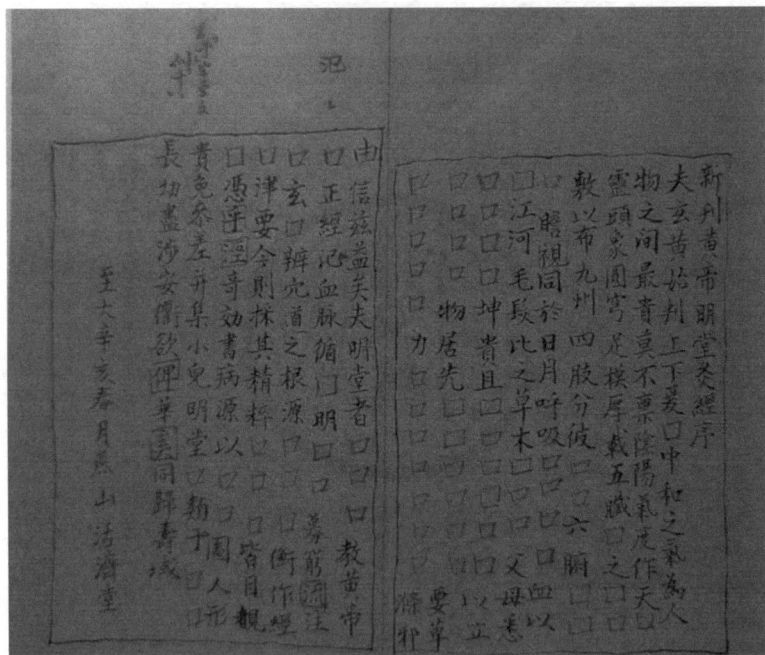

图3　元刊本为底本的明抄本《针灸四书》之一

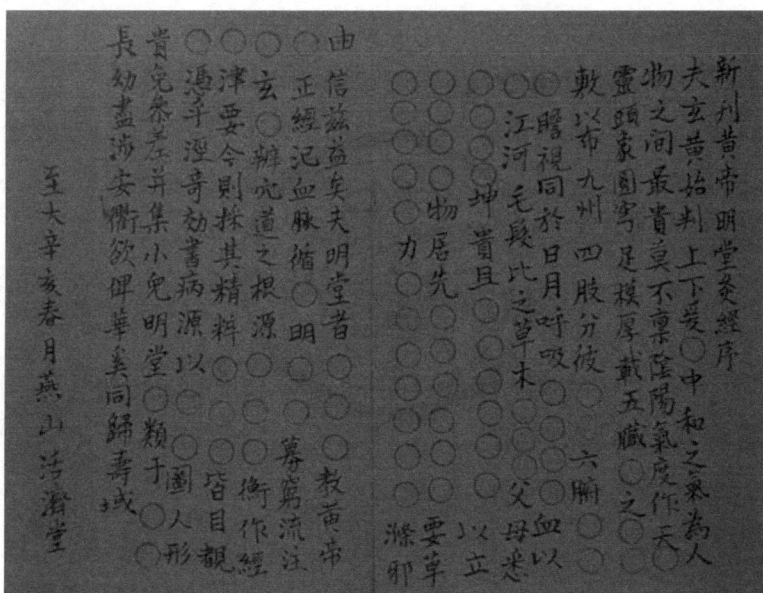

图 4　元刊本为底本的清抄本《针灸四书》之一

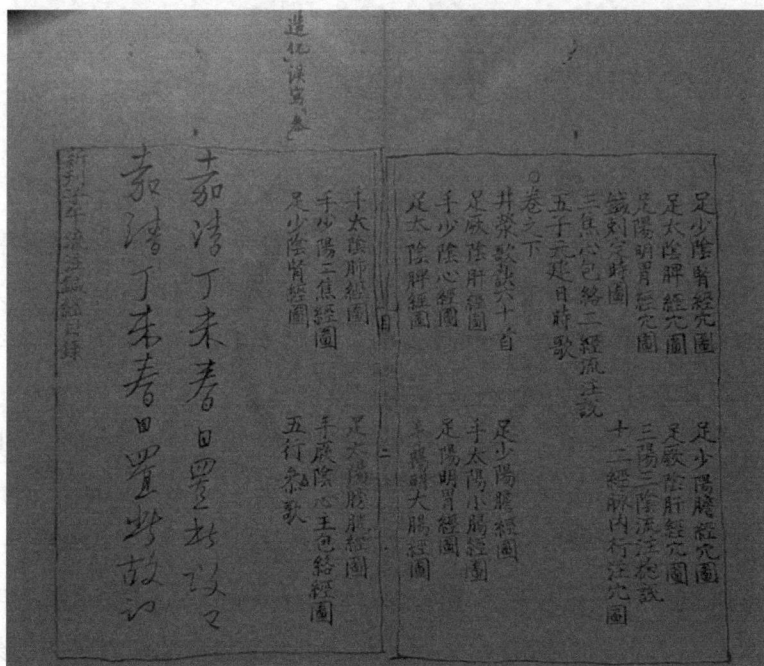

图 5　元刊本为底本的明抄本《针灸四书》之二

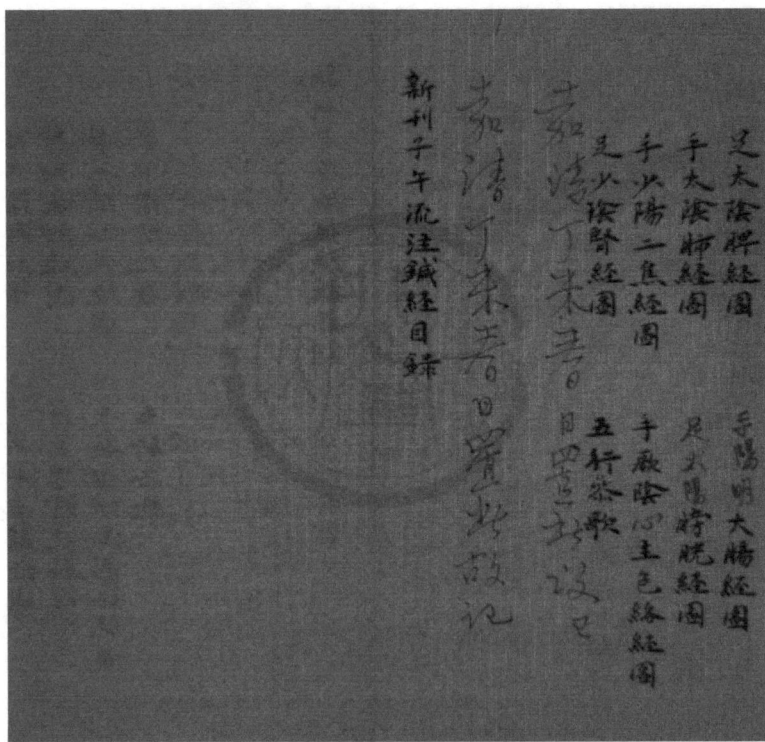

图 6 元刊本为底本的清抄本《针灸四书》之二

（三）明宣德七年广勤书堂新刊本

此本为明代重新刊印的元代刻本，收录于《海外中医珍善本古籍丛刊》，为海外回归版，原本现藏于日本宫内厅，书号为556-123。该本黑口，左右双边，双黑鱼尾，十行二十一字，版心附有卷数及页码，行宽字密，大字本，符合元代刊刻特点。此本内容保存最为完整，字迹清晰，图文并茂，刊刻精良。其内包含两个序，其一为阎明广序（如图7），另一为牛良佑序（如图8）。广序牌记刻有"广勤活济堂鼎新刊"字样，据《中国古籍版刻辞典》中"广勤书堂"条目云："元福建建阳人叶日增的书坊名。明初其子景逵等继其业，至嘉靖间尤存。所刻书籍见于记载的有……宣德七年刻印过南唐何若愚《子午流注针经》二卷。"宣德七年，即明代的1432年。

牛良佑所写序，查证《中国针灸荟萃》中明确记载此为《针灸四书·针经指南》序。序中，牛良佑言其"被旨来南。遍历闽中诸郡，求其所谓针法者，皆不获。旧箧中得先生之遗书，敬用锓梓，以广其传"。窦桂芳刊行《针灸四书》之第二卷《流注针经》序中言："至元丙子以来，余挟父术游江淮。得遇至人，授以针法，且以《子午流注针经》《窦汉卿针经》《指南》三书见遗。"以此推断"先生"即为窦桂芳之父窦汉卿，其于1280年去世，故言"先生之遗书"，牛良佑在得窦师医书后，于元贞元年（1295）重新刊行《窦汉卿针经》，并写下此序。从时间推断，牛良佑不可能为《流注指微针赋》作序，应为明代"广勤堂"再刊时，将元代窦桂芳《针灸四书》木刻本序一同纳入，并同样保留了《针灸四书·新刊子午流注针经》中的署名，即"南唐何若愚撰集　建安窦桂芳校正"；并牌记名新增"新刊"两字。再者窦氏《流注针经序》中言："今将面授针法已验《指南》之书，牛提举所看《窦汉卿针经》，二本参究订误，遗与《子午流注针经》，及家世所藏《黄帝明堂灸经》、庄季裕所集《灸膏肓法穴》。四者之书，三复校正，一新板行。"将《子午流注针经》之名更为《新刊子午流注针经》或许缘由为此。

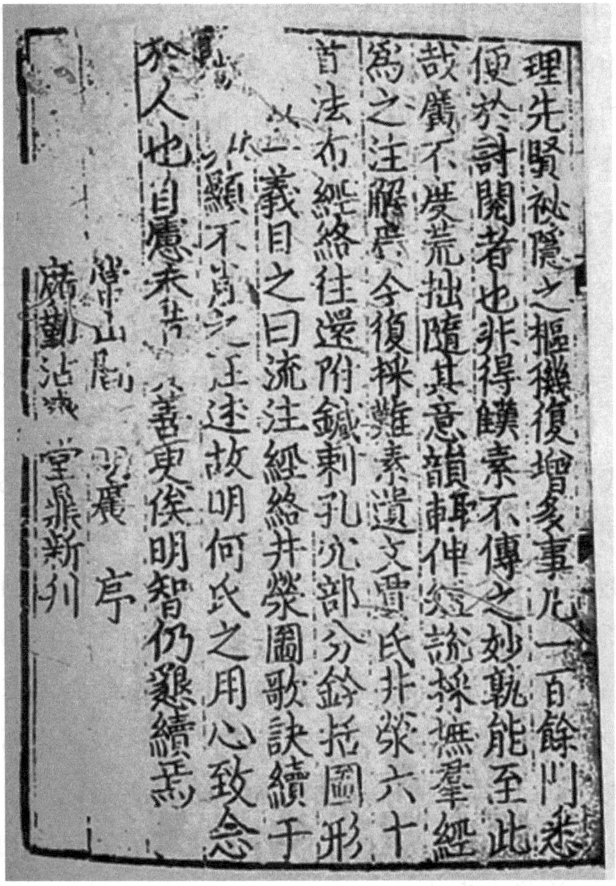

理先賢祕隱之樞機復增多事凡一百餘門悉
便於討閱者也非得鱗素不傳之妙孰能至此
哉竊不揆荒拙隨其意韻輯伸經說採摭羣經
爲之注解焉今復採難素遺文賈氏井滎六十
首法布經絡往還附鍼刺孔穴部分銓括圖形
以一義目之曰流注經絡井滎圖歌訣續于
后顯不肖之述述故明何氏之用心致念
於人也自慮未善更俟明智仍懸續焉
山閣 亭
廣勤書堂新刊

图7　明宣德七年广勤书堂刊本

《新刊子午流注针经》阎明广序

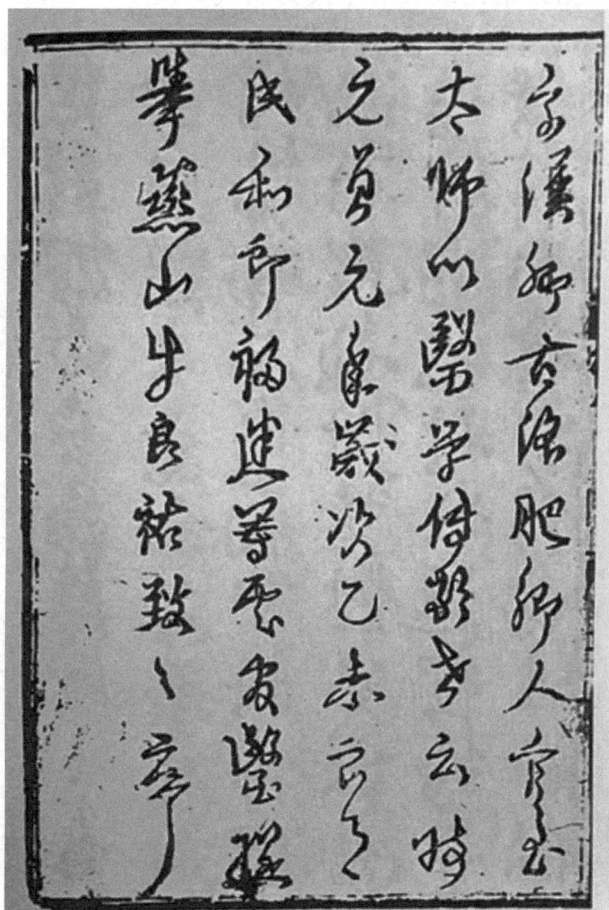

图 8　明宣德七年广勤书堂刊本
《子午流注针经》牛良佑序

（四）明宣德七年广勤书堂新刊本的手抄本

此抄本收藏于中华医学会上海分会图书馆（上海市医学会图书馆），据该馆记载成书年代为明代。该本为单本抄录，无跋，其序为牛良佑序（图9）。目录末写有"宣德壬子仲冬，广勤书堂新刊"字样（图10），宣德壬子年，即1432年。该版本保存较好，图文并茂，字迹清晰美观，但内容有缺失，非足本。

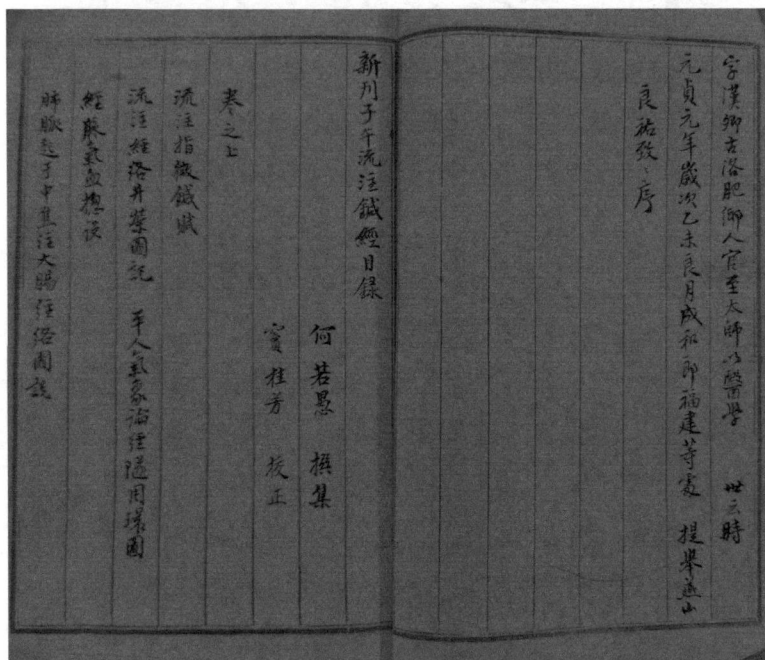

图9　据明宣德七年广勤书堂所刊

《新刊子午流注针经》为底本的抄本之一

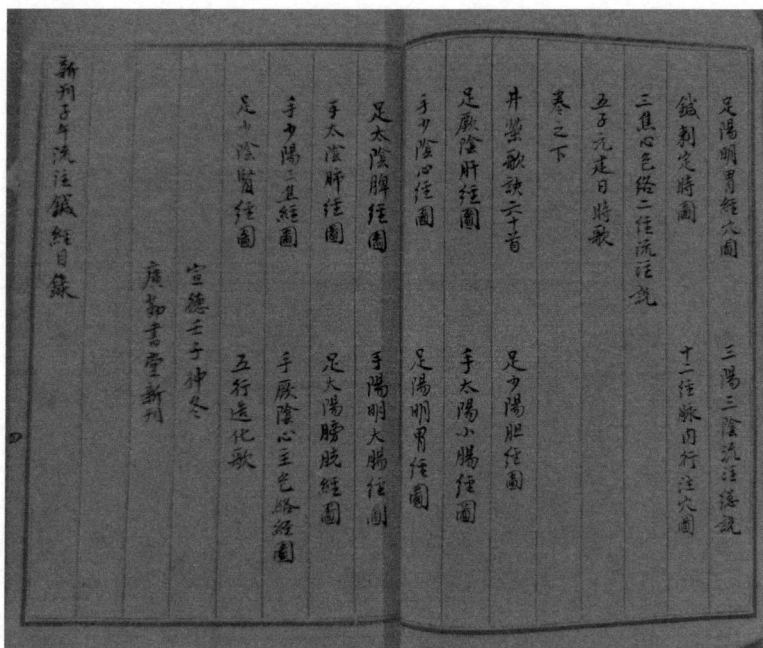

图10　据明宣德七年广勤书堂所刊
《新刊子午流注针经》为底本的抄本之二

（五）明成化九年罗氏书堂刊本

此本为"罗氏竹坪书堂"再刊的版本，收藏于台北故宫博物馆，收录于《针灸四书》（图11），在书目录中刻有木记"成化癸巳罗氏竹坪书堂新刊"（图12）明成化癸巳年即1473年。此本左右双边，黑口，双鱼尾，十行二十一字，保存完整，刊刻精良，字迹精美，但部分文字墨迹有斑驳脱落，较"广勤活济堂"所刊行的明刊本稍显模糊。

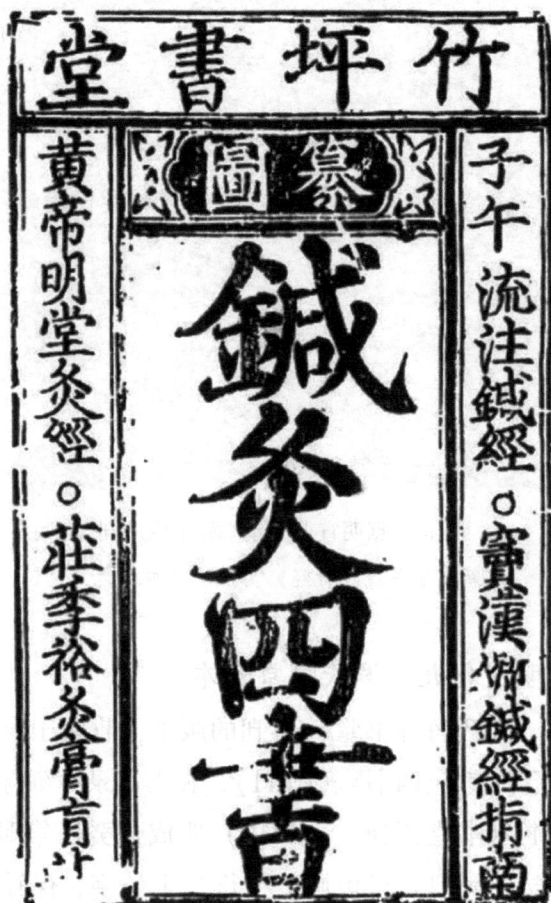

图11　明成化癸巳罗氏竹坪书堂刊本

《针灸四书》之一

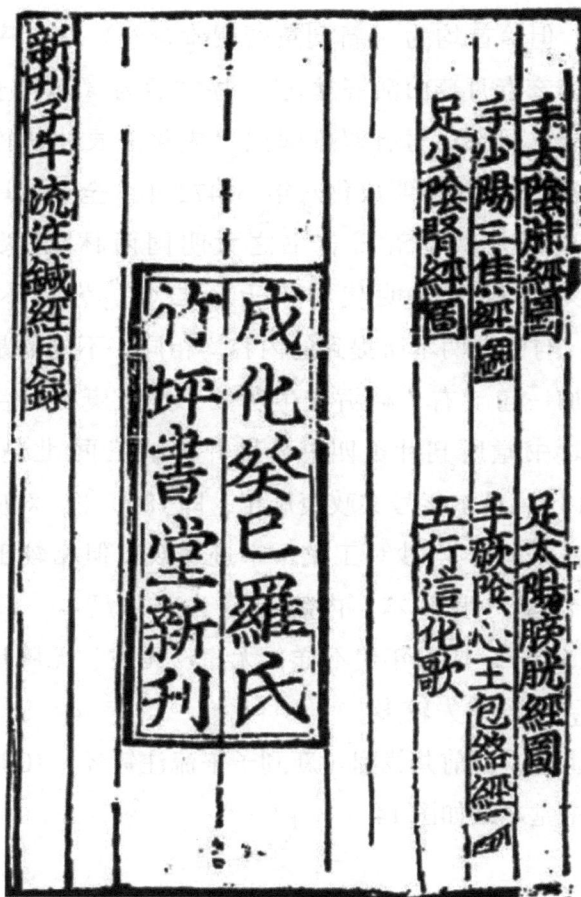

图12　明成化癸巳罗氏竹坪书堂刊本
《针灸四书》之二

（六）明成化八年本为底本的手抄本

日本国立公文图书馆内藏有四本《新刊子午流注针经》手抄本，其中两本藏书号不同，分别为 13009 号、16628 号，笔迹不同，但篇首均为《新刊黄帝明堂灸经》序，序文末写有"至大辛亥春月燕山活济堂刊"，序文后为《新刊子午流注针经》目录，目录后写有双排牌记"成化壬辰仲秋竹坪书堂新刊"，成化壬辰年即明成化八年，1472 年。全文末写有"天正二年甲戌四月贰拾五日吉书之大明国西林"。天正二年（1574），对应我国为明代神宗万历二年。另一本（书号 12153 号）与以上两本所提到的内容均相同，不同的是在文后最末，添加一句"右　柳沜先生所藏　文正庚辰盂兰盆祭前二日撰竹坪书堂所刊针灸四书校勘并补缺三页 北越 加治佩记"（图 13）。日本年号文政庚辰年，即 1820 年，对应我国清代。以上三版抄本均抄写工整，字迹美观，但相较于海外回归的"活济堂"明刊本，内容有缺失，非足本。最后一本（书号 12155 号）成书年代不详，无序、无跋、无牌记，只有上卷内容，内容缺失较多。

综合上述，目前共找到《新刊子午流注针经》10 版，按时间及出版书堂总结如图 14。

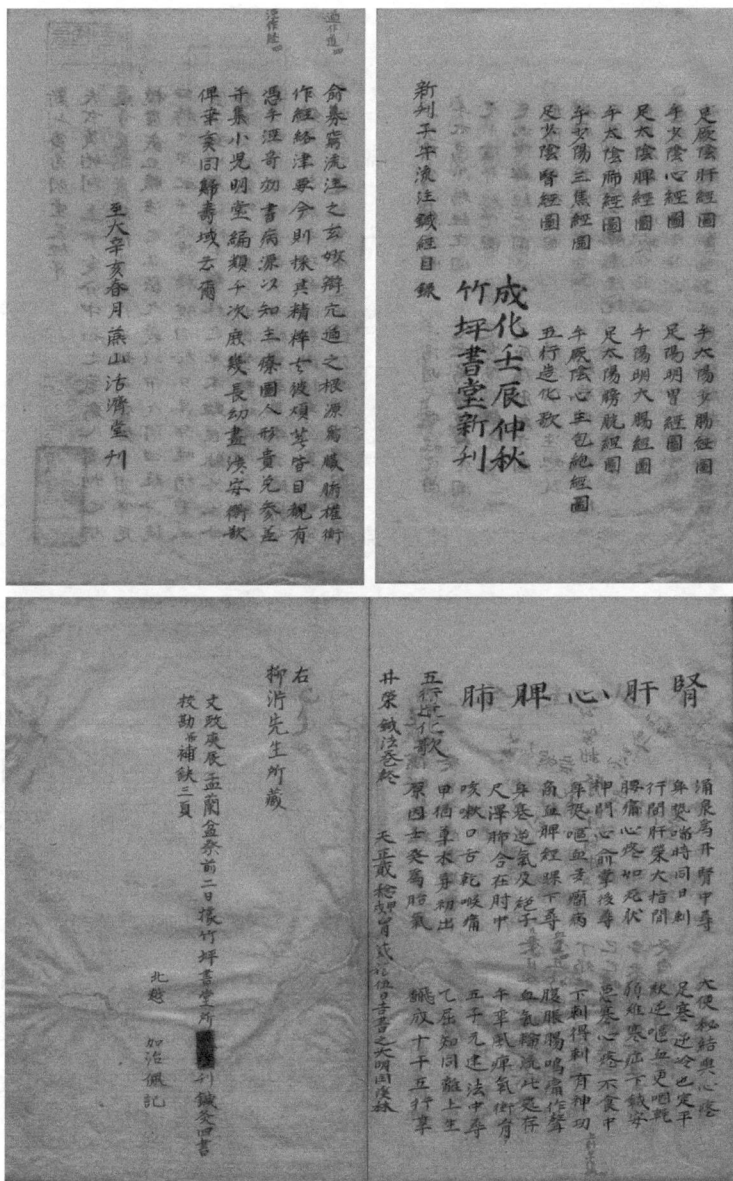

图 13　据明成化八年竹坪书堂所刊《新刊子午流注针经》
为底本的抄本牌记（书号 12153 号）

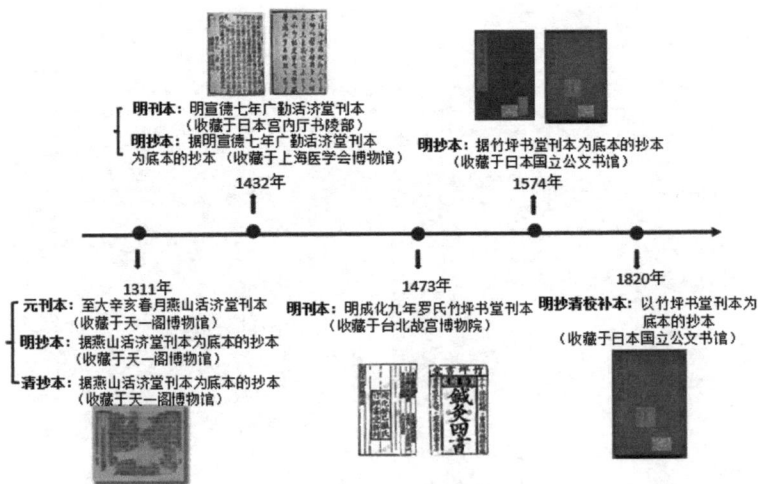

图 14　《新刊子午流注针经》版本汇总

二、目录梳理

《新刊子午流注针经》分为上、中、下三卷，底本目录中明确标注了卷上、卷中及卷下，却未对每卷所包含的内容题目进行标注分级（图15）。且查阅底本原文，存在部分内容无标题及正文与目录不匹配的情况。

为提升正文与目录的一致性，在校注时遵照底本原文，对应目录，将原文缺失的题目进行补入，并按文章逻辑性对目录题目进行分级，提升文章结构层次的清晰度，凸显各部分文章的重要性与层次性，帮助读者能够更好地把握本文的内容及各个部分之间的关系。具体目录调整见表1。

新刊子午流注鍼經目錄

南唐 何　若愚　撰集

建安　賞　桂芳　校正

(1)

膀胱脉注肾經絡圖説　　肾脉注心包經絡圖説

心包脉注三焦經絡圖説

三焦脉注膽經絡圖説

肝脉注肺中經絡圖説　　膽脉注肝經絡圖説

○卷之中

手足井滎六十穴圖

手足三陽三陰經中井滎腧經合原説

井滎所屬

手太陰經穴圖　　手厥陰經穴圖

手少陰真心經穴圖　　手少陽三焦經穴圖

手太陽小腸經穴圖　　手陽明大腸經穴圖

足太陽膀胱經穴圖

(2)

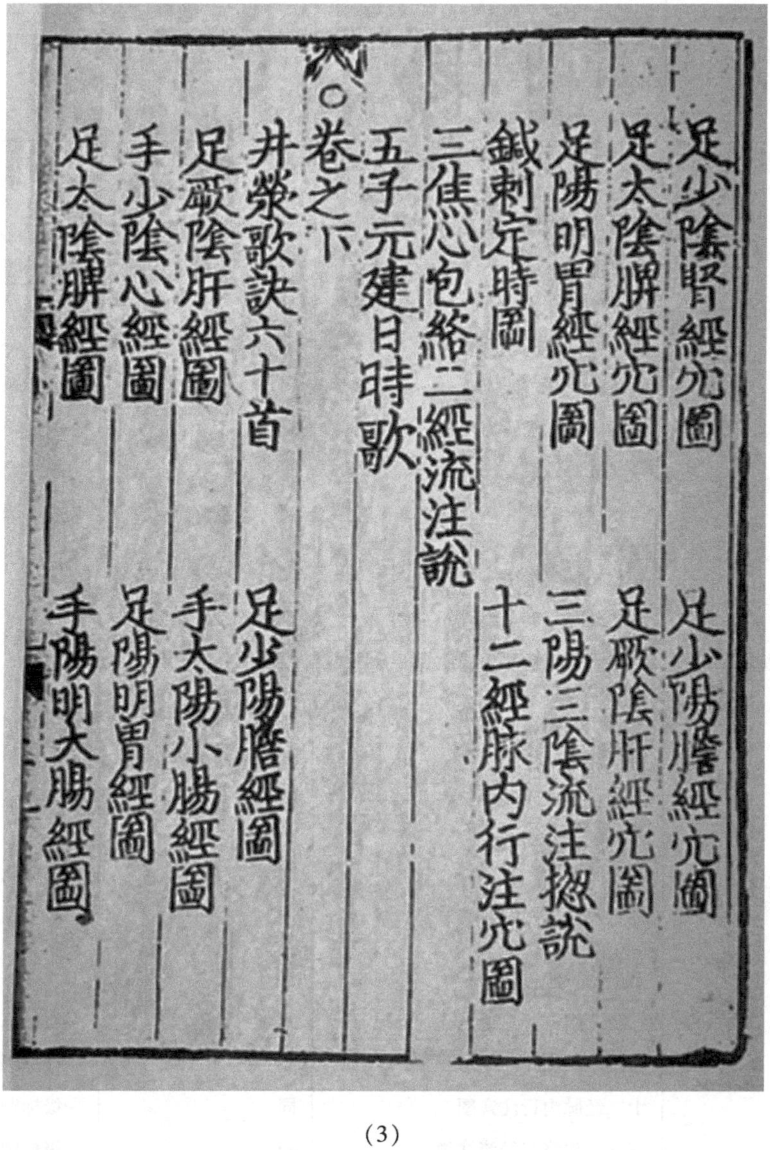
足少陰腎經穴圖　足少陽膽經穴圖
足太陰脾經穴圖　足厥陰肝經穴圖
足陽明胃經穴圖　三陽三陰流注揔說
鍼刺定時圖　十二經脉内行注穴圖
三焦心包絡二經流注說
五子元建日時歌
卷之下
井滎歌訣六十首　足少陽膽經圖
足厥陰肝經圖　手太陽小腸經圖
手少陰心經圖　足陽明胃經圖
足太陰脾經圖　手陽明大腸經圖

(3)

图 15　明宣德七年广勤活济堂刊本《新刊子午流注针经》目录

表1　标题修改表

目录	原题目	修改后题目	题目分级
总目录	《新刊子午流注针经》目录 南唐　何若愚　撰集 建安　窦桂芳　校正	目录	
卷之上	新刊子午流注针经　卷之上 南唐　何若愚　撰 常山　阎明广　注	卷之上	篇
	流注指微针赋 常山阎明广注	流注指微针赋	一级标题
	流注指微赋　终（正文）	删除	
	流注经络井荥图说	同	一级标题
	平人气象论经隧周环图	同	一级标题
	经脉气血总说	同	一级标题
	肺脉起于中焦注大肠经络 ……	同	二级标题
	肝脉注肺中经络图说		
	流注针经　卷上终（正文）	删除	
卷之中	新刊子午流注井荥输经合部分图 卷之中 常山　阎明广　编次（正文）	卷之中	篇
	手足井荥六十穴图	删除	
	手足三阳三阴经中 井荥输经合原说	同	一级标题
	井荥所属	同	二级标题
	手厥阴经穴图 ……	同	二级标题
	足阳明胃经穴图		
	三阴三阳流注总说	同	一级标题
	针刺定时图	同	一级标题
	十二经脉内行注穴图	同	一级标题
	三焦心包络二经流注说	同	一级标题
	五子元建日时歌	同	一级标题
	新刊子午流注井荥俞经合部分图卷 中　终（正文）	删除	

目录	原题目	修改后题目	题目分级
卷之下	新刊子午流注针经井荥歌诀 卷之下（正文）	卷之下	篇
	井荥歌诀六十首		一级标题
	足少阳胆经图	足少阳胆之经	二级标题
	……	……	
	足少阴肾经图	足少阴肾之经	
	五行造化歌		一级标题
	井荥针法卷终（正文）	删除	

三、学术价值

在《子午流注针经》中，包含了诸多重要的针灸学术思想，该书首次系统论述了按时取穴，将十天干与脏腑对应，再配以天干、地支以记日、记时。再者其结合五行相生理论，配合天干而选穴。又何若愚在文中还提出结合刺法的补生泻成理论，分"经"与"络"的补泻方法，以及应"外邪观"而刺的针法等，且子午流注针法融合了很多重要的哲学观念，其借助象数运气学说推演开穴，反映出深奥的运算针法，同时也充分反映出中医学"天人合一"内涵。子午流注针法的提出丰富了针刺取穴方法与理论，对针灸后世的发展奠定了重要的基础，为医者提供了思路，影响非常深远。

1. 阎氏集百家之长，解若愚《指微论》；窦氏广《子午流注针经》，助经典传承

阎氏不仅非常重视《素问》及《难经》，在文中引用了大量原文作注，且文中有关十二经脉循行与病候、十二经五输穴内容及附图还参考了《铜人腧穴针灸图经》、杨介的《存真环中图》及北宋医家丁德的《二难图》。阎氏序文中提到，其非常推崇和尊重何若愚及贾氏的学术思想，《子午流注针经》上卷的《流注指微针赋》是基于何若愚的《指微论》而成，除此，书中收入了贾氏的《井荥六十首》，且在注解中多次引用贾氏之言。可见，何氏及贾氏的学术思想奠定了《子午流注针经》的学术思想，为其雏形。

《子午流注针经》在金代成书后，历经坎坷，险遭散佚，而后通过窦桂芳与父亲在至元丙子年间，到江淮游历研学，得遇此书。而后窦氏"拜而受之……今将面授针法已验指南之书，牛提举所刊窦汉卿针经二本参究订误，与遗子午流注针经，及家世所藏黄帝明堂灸经，庄季裕所集灸膏肓法穴，四者之书。三复较正。一新板行。目是书曰针灸四书，乐与四方医士共宝之"。可见，用"遗"字可表此书在当时的宝贵，幸得窦氏发现，流传至今。由此也可看出，针灸在当时江淮一带非常盛行，且时至今日，其针灸事业仍繁荣活跃。故此书的流传，无论对彼时还是此时的江淮针灸学术思想的发展均具有一定的影响。

关于窦桂芳生平记载极少，仅知其为建安人，其父为窦汉卿，擅长用药及灸。窦氏不仅为一名医者，还是燕山活济堂坊主，刊刻出版了许多医书，尤其是针灸类经书，其中就包括《针灸四书》，使当时珍贵的经典文献得以保存并传播。通过其序文中可知，窦氏将《子午流注针经》与其家世代所藏《黄帝明堂灸经》，及其他两本著作合刊为《针灸四书》，可见其对《子午流注针经》的珍惜与推崇。

2. 诸家守正发展，承千年针曜启新程

窦氏将《子午流注针经》与其他经典合刊为《针灸四书》，其后在明代徐凤的《针灸大全》、杨继洲所写的《针灸大成》、朱橚的《普济方》、陈言《杨静斋针灸全书》、高武的《针灸聚英》、汪机的《针灸问对》以及李梴《医学入门》等书中均有关于子午流注针法或其学术思想的记载，甚至有的列有专章对其论述。

其中徐凤的《针灸大全》成书较早，于明代1439年，其在《论子午流注之法》末明确提到："上子午流注之法，无以考焉。虽《针灸四书》所载，尤其不全。还元返本之理，气并所纳之穴，俱隐而不具矣。"可知徐氏所著中的"子午流注针法"是通过《针灸四书》而来，其在原有的基础上，明确了"子午流注"的含义，"五虎建元日时歌""十二经纳天干歌""十二经纳地支歌""十二经之原歌""子午流注十二经井荥俞原经合歌"均首见于此书，其将原"井荥歌诀六十首"改编成"子午流注逐日按时定穴歌"十首，使之更易于理解，广泛流传。除此还编创了"灵龟八法""飞腾八法"及创立了"纳甲法"，对子午流注思想的发展均起到了推动作用。

而杨继洲《针灸大成》卷五题目"论子午流注针法"后加了"徐氏"二字为《论子午流注针法徐氏》，还另有《徐氏子午流注逐日按时定穴歌》，可以看出杨继洲是通过徐氏承袭的子午流注针法。高武在《针灸聚英》中也有言："上《流注歌》，徐氏所撰。还原化本之理，血气所纳之穴，斯昭昭矣。"可看出，通过徐氏将子午流注学术思想得以延续，及至至明代盛极一时，这对后世针灸的发展起到了重要作用。此学术历经多代，几近湮没。幸得新中国成立后，经现代医家对其保护挖掘，专研著作，将其重现，如1956年承淡安等撰《子午流注针法》，后人评价此书为"全面系统且创造性地阐述了子午流注、灵龟八法两种古典针法的专著"。除此，还有吴棹仙在1955年时参加全国政协会议上曾发言针灸概要，并于会后向毛泽东主席献上"子午流注环周图"，借此将子午流注学说发扬至国内外。而后又绘成"灵龟八法环周图"，合而著成《子午流注说难》，极大地推动了子午流注针法的发展。而后在1986年，李鼎教授也曾撰《子午流注针经》等，极大地推动了"子午流注"学术思想的发展。

总 书 目

扁鹊脉书难经   医圣阶梯

伤寒论选注   诸证提纲

伤寒经集解   颐生秘旨

伤寒纪玄妙用集   医学集要

伤寒集验   医理发明

伤寒论近言   辨证求是

重编伤寒必用运气全书   温热朗照

伤寒杂病论金匮指归   四时病机

四诊集成   治疫全书

秘传常山杨敬斋先生针灸全书   疫证治例

本草撮要   （袖珍）小儿方

（新编）备急管见大全良方   类证注释钱氏小儿方诀

（简选）袖珍方书   儿科醒

经验济世良方   外科启玄

师古斋汇聚简便单方   疡科选粹

新镌家传诸证虚实辨疑示儿仙方总论   王九峰医案

静耘斋集验方   医贯辑要

普济应验良方   棲隐楼医话

苍生司命药性卷   医学统宗

（新刊东溪节略）医林正宗   仁寿堂药镜